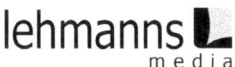

Ori Wolff

Die NetzwerkMensch-Praxis

Die Entdeckung der erweiterten Sicht für Diagnostik und Therapie

Der Mensch ist mehr als ein Scharnier. Er ist ein kommunizierendes Netzwerk mit seiner informierten Energie in der lebenden Matrix

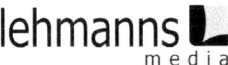
lehmanns
media

Ori Wolff

NetzwerkMensch – Praxis

© Lehmanns Media, Berlin 2020
Helmholtzstraße 2-9 - 10587 Berlin

Layout, Satz, und Umschlag: Bernhard J. Bönisch, Berlin
Druck und Bindung: Totem – Inowrocław - Polen

ISBN 978-3-96543-102-7   www.lehmanns.de

Inhaltsverzeichnis

5

Vorwort

Wann werden heute konventionelle und wann alternative Verfahren in Therapie und Diagnostik angewandt? Dies ist oft das Thema in Gesprächen mit Kollegen, aber wird auch oft in den Medien thematisiert. Die häufigste Aussage ist folgende: Man könne schon mal hin und wieder unkonventionell mit alternativen oder komplementären Verfahren vorgehen. Aber eigentlich würden sie nur dort angewandt, wo die konventionellen Methoden nicht so richtig weiterführen. Dies sei vielleicht in 10 bis 20 % der Fälle notwendig.

Auch ich vertrat früher diese Meinung; bis ich während meiner Arbeit in meiner großen orthopädischen Praxis andere Erfahrungen machte: die Antworten, die meinen Patienten und mir für Diagnostik und Therapie zur Verfügung standen, reichten nicht aus - waren sehr häufig nicht adäquat. Oft musste ich den Patienten eröffnen, dass in den mehr oder weniger invasiven und teuren Untersuchungen für ihre Beschwerden keinerlei Korrelat zu finden sei. Rückblickend muss ich feststellen, dass der Wirkungsgrad meiner damaligen Arbeit in der konventionellen Medizin bei ca. 15 bis 20 % lag. Heute erreiche ich mit der von mir praktizierten weiterentwickelten, wissenschaftlich fundierten, ganzheitlichen Medizin ca. 70 %. Ich konnte den Wirkungsgrad meiner Arbeit auf ca. 70 % erhöhen. Von den Grundlagen dieser wissenschaftlich fundierten ganzheitlichen Medizin berichtete ich in meinem ersten Buch „NetzwerkMensch – Informationen, Energie, Materie". Nun folgen in diesem Buch die praktischen Anwendungen dieser Grundlagen in der Praxis.

Vorbemerkung

Felder und Kommunikation in Lebewesen

Gelegentlich halten Patienten oder auch Kollegen mein Vorgehen für eine Art Zauberei. Wenn wir berücksichtigen wie wir unseren Alltag „normalerweise" wahrnehmen; „als eine Welt der Teile im Kleinen und im Großen", dann ist solch ein Unverständnis logisch. Die übliche „normale" Wahrnehmung beruht auf der Wahrnehmung von Teilchen. Wenn wir aber die grundlegende Wirkung von Feldern berücksichtigen, sind die Phänomene solch einer Behandlung sofort entzaubert.

Die Grundlagen für eine Theorie, einem Modell von Feldern wurden ca. 1850 – 1875 gelegt. Faraday und Maxwell erzeugten eine der wichtigsten Änderungen in unserer physikalischen Weltsicht: die Änderung von Teilchen zu Feldern. Wie Albert Einstein es sagte: „Vor Maxwell, wurde die physikalische Realität so gedacht, dass sie aus materiellen Teilchen aufgebaut war". Seit Maxwells Zeiten stellte man sich die physikalische Realität so vor, dass sie aus kontinuierlichen Feldern aufgebaut ist, die keiner mechanischen Interpretation unterliegen. Dieser Konzeptwechsel der Realität ist der tiefsinnigste und fruchtbarste, den die Physik seit den Zeiten von Newton erfahren hat[1]. Später kommentierte Einstein diese Entdeckung mit den Worten: „Mit dem Feld betritt eine völlig neue Denkfigur das Theater der Naturforschung."[2]

Bei Eingabe des Begriffs „Feld" bei Google/Yahoo... unter Bildern erscheinen zu über 90 % Felder der Landwirtschaft, vom Sport und andere materielle Felder; wenige vom magnetischen und gar keine vom elektrischen oder gar elektromagnetischen Feld. Das Ignorieren der feinstofflichen Felder und der auf ihr aufbauenden Kommunikation in Lebewesen ist erstaunlich. Die Technik der Schwingungen und Frequenzen finden Anwendung in Geräten, die unseren heutigen Alltag beherrschen. Wir sehen, mit welcher Selbstverständlichkeit im heutigen Alltag die Anwendungen von Feldern in diesen technischen Anwendungen akzeptiert werden: von der Fernbedienung des Fernsehers über unsere Mobiltelefone bis zur Raumfähre. Beispiele der Alltagselektronik sind Fernbedienungen, Laser in CD-Laufwerken, Glasfaserkabeln und Pointer; Mobilfunk, Radar, Bluetooth, Computer incl. Smartphone. Wir benutzen täglich elektronische Maschinen und elektronische Datenverarbeitung bis hin zur Kommunikation zwischen „stationären" Satelliten und unseren Mobiltelefonen und bis zur künstlichen Intelligenz unserer Navigatoren wenn wir Autofahren.

Für Lebewesen, die mit Biologie und Medizin erforscht und beschrieben werden, existiert bis heute keine anerkannte Theorie oder ein Modell, das Felder berücksichtigt. „Es gibt keine Teilchen, es gibt nur Felder" schrieb Art

---

[1] A. Einstein, "Maxwell's influence on the development of the conception of physical reality," in James Clerk Maxwell: A Commemorative Volume 1831-1931 (The Macmillan Company, New York, 1931), pp. 66-73.

[2] Neffe, 2008; S. 77

Hobson vom Department of Physics der University of Arkansas in Fayetteville im American Journal of Physics 2013: There are no Particles, there are only Fields. [3]

Dies klingt in unseren Ohren radikal. Vielleicht genügt zunächst sich darauf einzustellen, dass wir weiter mit unserem Teilchendenken arbeiten und uns langsam in Richtung der uns umgebenden Felder bewegen. Wenn wir jedoch die Aussage von Art Hobson ernst nehmen und es tatsächlich nur Felder geben sollte (rein physikalisch), stellt sich die Frage, wie wir dann aber von den Feldern zu unseren beliebten Teilchen kommen. Hier hilft uns das Kapitel in „NetzwerkMensch" über die dissipative Struktur und das Gebiet der Kinematik. [4]

Tatsächlich ist unser Umgang mit der Natur von unseren Vorstellungen abhängig; wie wir auf unsere Umwelt blicken und wie wir denken. Wenn wir die Natur beobachten, sehen wir statt Bienen oder Ameisen, Bienenvölker und Ameisenvölker (mit deren einheitlichen-ganzheitlichen Verhalten).[5] In der Natur existieren vorwiegend Systeme und Netzwerke.

Wie wir auf unsere Umwelt blicken, wie wir denken und welche Vorstellungen uns leiten hängt auch von unserem Umfeld ab. Prof. Harald Walach schreibt deshalb, Wissenschaft sei ein sozialer Prozess. Und ein wesentlicher Bestandteil dessen, was wissenschaftlich akzeptiert sei, hänge vom Konsens einer Gemeinschaft von Forschenden und Spezialisten ab. Darauf hat als Erster Ludwik Fleck 1935 hingewiesen.[6] Ludwik Fleck habe gezeigt wie schwer es eigentlich sei zu bestimmen, was eine Syphilis-Spirochäte ist, also der bakterielle Erreger der Syphilis. An diesem Beispiel konnte er belegen, wie entscheidend soziale Prozesse bei der wissenschaftlichen Konsensbildung sind. Er, Walach, fasst Flecks Position in dem Bonmot zusammen:

---

[3] Deutsche digitale Erstausgabe © Translated with permission from AM. J. Phys. 81, 211 (2013), Copyright 2013 The American Association of Physics Teachers.

[4] Cymatics experiment tonoscope 432-440Hz unter https://www.youtube.com/watch?v=1zw0uWCNsyw&feature=player embedded

[5] Video Shaolin: https://www.facebook.com/151955124848859/posts/2603364543041226/?sfnsn=mo

[6] Ludwik Fleck; Entstehung und Entwicklung einer wissenschaftlichen Tatsache: „Einführung in die Lehre vom Denkstil und Denkkollektiv" (suhrkamp taschenbuch wissenschaft) Taschenbuch – 4. Mai 1980 von Thomas Schnelle (Herausgeber, Vorwort), & 2 mehr

„Eine wissenschaftliche Tatsache ist die Übereinkunft, mit dem Denken auf-zuhören."[7] Um das Denken zu fördern ist ein „Blick über den Tellerrand" nützlich, unter anderem auch eine „interdisziplinäre Sicht".

Die vorgenannten Überlegungen und Beobachtungen führten zu dem Begriff „NetzwerkMensch". Die NetzwerkMensch-Physiologie soll zur Weiterent-wicklung in Biologie, Medizin und der Naturwissenschaften anregen.

Zusätzlich zur Sicht der Teilchen, Einteilungen und Spezifizierungen ist eine Erweiterung unsere Sicht notwendig: durch eine ganzheitliche Sicht und ein vernetztes Denken.

Die Vorgänge von Gesundheit und Krankheit im menschlichen Körper müs-sen in ihrer Komplexität als Ganzes erfasst werden.

Komplexität und Ganzheitlichkeit sind die Themen der KörperInformatik im NetzwerkMensch.

Die wissenschaftlichen Grundlagen der praktischen Arbeit mit der Muskel-testung aus dem Buch „NetzwerkMensch" und von der Webseite *„www.netzwerkmensch.net"* sind:

1. Systemisches Denken in der Medizin: Kybernetische Grundlagen und Grundlagen der Netzwerk- Wissenschaften sowie eine „Wis-senschaft der Feinstofflichkeit"
2. Gekoppelte schwingende Systeme von Lebewesen: Netzwerke in Netzwerken ... und deren „In- Beziehung-treten"
3. Wirkung der natürlichen elektromagnetischen Felder in Lebewe-sen als wichtige wissenschaftliche Erklärung ganzheitlicher Vor-gänge
4. Muster in Lebewesen erkennen, die in einer Anamnese mit aktivem Zuhören integriert werden und eine schnelle Diagnose und Thera-pie ermöglichen

---

[7] https://harald-walach.de/methodenlehre-fuer-anfaenger/17-was-ist-eine-wis-senschaftliche-tatsache-ein-kleines-fallbeispiel-der-masernprozess/

A. Wissenschaft der Feinstofflichkeit:

I. Information, Energie und Materie als informierte Energie in der lebenden Matrix:

Angewandte physikalische Grundlagen

Sehr wichtig scheint mir, auf Folgendes hinzuweisen:

sowohl bei elektrischen, magnetischen als auch bei elektromagnetischen Feldern handelt es sich um reale physikalische Felder;

veränderliche elektrische, magnetische und elektromagnetische Felder sind darüber hinaus fähig einander durch den ansonsten leeren Raum zu treiben und eine Art körperlose Welle zu erzeugen.

Wir sprechen also, wenn es um Elektromagnetismus geht, über reale physikalische Felder mit Wirkungen von körperlosen Wellen. Die Maxwell'sche Theorie von 1875 fügt bis heute unserem Bild der physikalischen Wirklichkeit eine grundlegende neue Komponente hinzu: Wir müssen Felder als solche ernst nehmen und können sie nicht als bloßes mathematisches Zubehör zu den bislang allein „realen" Teilchen der Newtonschen Theorie betrachten. Wie Maxwell gezeigt hat, führen die Felder, wenn sie sich als elektromagnetische Wellen fortpflanzen, tatsächlich bestimmte Mengen von Energie mit … Die erstaunliche Tatsache, dass die körperlosen elektromagnetischen Wellen wirklich Energie von einem Ort zum anderen transportieren können, wurde praktisch bestätigt, als Hertz solche Wellen experimentell nachwies.[8] Diese Erkenntnisse sollten in der Zwischenzeit auch die Gebiete der Biologie und Medizin erreicht haben. Ein Anfang in diese Richtung ist die Etablierung des Gebietes der Quantenbiologie.[9]

Die folgende Tabelle ist ein Versuch, diese Felder mit der restlichen physikalischen Realität in Beziehung zu setzten.

---

[8] Verändert aus „Computerdenken" von Roger Penrose

[9] „Der Quantenbeat des Lebens: Wie Quantenbiologie die Welt neu erklärt" 2015 von Jim Al-Khalili (Autor), Johnjoe McFadden

	MATERIELL	NICHTMATERIELL ENERGIE und INFORMATION	
	Klassische Physik/Chemie/ Klassische Thermodynamik	Dissipative Struktur Thermodynamik offener Systeme	Elektromagnetisches Feld Quantenphysik
Materie **Feste materielle Struktur**	STOFFLICH sichtbare feste Materie ($m = E/v^2$)	Durch häufige Wiederholungen bildet sich Information der Strömungsstrukturen in Materie ab- Wellen formen Strandsand	**Materialisierung:** jener Bereich des Raumes, an dem das zugrundeliegende Feld extrem stark ist ($E = m \times c^2 \rightarrow m = E/c^2$)
Energie **Bewegung**	Mechanik weit unterhalb der Lichtgeschwindigkeit Thermodynamik geschlossener Systeme ($E = m \times v^2$)	Flüssigkeiten, Gase und Winde, die „STRÖMUNGS - (strömende) STRUKTUREN" bilden: Strömungsmuster, die Energie verströmen - **Energie** dissipieren	Bewegung am Feldgradienten von Energien unterschiedlicher Feldstärke mit Lichtgeschwindigkeit ($E = m \times c^2$)
Information **Kommunikation**	Rezeptor und Botenstoffe Schlüssel-Schloss-Prinzip Molekulares signaling	Über die Offenheit des Systems wird Materie, Energie und Information mit der Umgebung ausgetauscht	Ein **F E L D**, das nur indirekt sichtbar gemacht werden kann wie Gravitationsfeld und Kernkräfte. **INFORMATION** des Wirkungsfeldes als Grundlage von Funktionen. Oszillationen definierter Frequenzen ($E = h \times v \rightarrow v = E/h$)
Beispiele	Hormone Botenstoffe Transmitter Mechanische Maschinen	Wasserfall, Wasserwirbel, Wolke, Hurrikan, Wind; Meteorologie **Technik:** Flugzeug (Auftrieb), Segel (-flugzeug), Surfen, Kiten; Meridiane, Nadis	Alltagselektronik (Fernbedienungen, Laser in CD-Laufwerk und Pointer, Mobilfunk, Radar, Bluetooth, PC incl. Smartphone...) elektronische Maschinen - elektron. Datenverarbeitung; Chi, Prana
Gültigkeit	in begrenzten Einzelfällen	Erweiterte Gültigkeit	umfassendere Gültigkeit
	nur im Makrokosmos. In geschlossenen Systemen.	In offenen komplexen Systemen des Mikro- und des Makrokosmos	
	Die eine „dingliche Realität"	Vielzahl von Realitäten in Feldern und in den strömenden Strukturen (Bohm, Dürr, Prigogine)	

Abb. 1: Materie, Energie , Information – Angewandte physikalische Grundlagen

Jede Spalte dieser Tabelle entspricht einer „Lesebrille": die klassisch physikalische, die dissipative und die Quanten-, bio-physikalische „Lesebrille". Durch die einzelnen „Lesebrillen" versuchen wir die unfassbare Natur fassbarer zu machen. Wir wissen, dass in der Zusammenfassung sich die Drei Sichtweisen zu einem Ganzen fügen, um die Natur in etwa zu beschreiben.

Von Jeder einzelnen Zelle ausgehend eröffnet sich dann ein immer größerer Überblick.

Zum Beispiel lässt sich die erste Spalte vertikal von der Zelle oben links aus erschließen: von der „Stofflich sichtbaren festen Materie" geht es zur bewegten und bewegenden Mechanik von Newton und zur klassischen Thermodynamik geschlossener Systeme; und von dort weiter zur Kommunikation mittels stofflicher Transmitter und Rezeptoren.

Von der mittleren Zelle in der zweiten Spalte, „Strömungsmuster, die Energie verströmen; Energie dissipieren", also von der eigentlichen Definition dissipativer Strukturen und der Thermodynamik offener Systeme gelangt man in vertikaler Richtung einerseits zu der darüber liegenden Zelle mit den Abbildungen und Abdrücken der dissipativen Strukturen in festen materiellen Strukturen (Wind an Bergen und im Schnee oder Sand/Schneise eines Wirbelsturms durch eine Landschaft, Wasserwellen am Strand) und andererseits wird in der unteren Zelle durch die Offenheit des Systems Information mit der Umgebung der dissipativen Strukturen ausgetauscht.

In der Zelle rechts unten wird das elektromagnetische Feld der Quantenphysik durch die Kommunikation von Information eines oszillierenden Feldes bestimmter Frequenzen definiert (aus $E = h \times v$ ergibt sich die Formel der Frequenz $v = E/h$, wobei h der Planck Konstanten entspricht). Von dieser Zelle aus vertikal nach oben kann die Bewegung innerhalb des elektromagnetischen Quantenfeldes als Bewegung zwischen Gradienten unterschiedlich starker Energien des Feldes dargestellt werden ($E = m \times c^2$). In der Zelle rechts oben ist die Materialisierung innerhalb des elektromagnetischen Feldes dargestellt. Sie ist an Stellen des Feldes sichtbar, an denen das elektromagnetische Feld extrem stark ist (aus $E = m \times c^2$ folgert $m = E/c^2$ also Masse/Materie entspricht der Energie dividiert durch die Lichtgeschwindigkeit)

Sowohl für die klassische als auch für die „quantische und für die dissipative Welt" gelten die kybernetische Vernetzung, die Selbstorganisation und die

Selbstregulation mit Integration und Komplementarität. Gleiches Vorgehen, also Zelle für Zelle, ist auch in horizontaler Richtung empfehlenswert.

So erkennen wir mit Hilfe dieser Tabelle, dass es tatsächlich außer dem materiellen Bereich in Lebewesen auch energetische und informatorische Bereiche gibt. Wir können auch den Begriff der „informierten Energie" anwenden.

Leben heißt demnach nicht nur materielle Struktur, sondern gleichzeitig energetische Bewegung in Feldern und informatorische Kommunikation mit Frequenzen. Dies lässt sich mit der Tabelle wissenschaftlich darstellen. Die Hauptrollen bei dieser Erweiterung unserer Sichtweise spielen dabei die klassischen Wissenschaften und die Wissenschaften der dissipativen Strukturen, des elektromagnetische Feldes und der Quantenphysik. Diese durch dissipative Struktur, Feld und Frequenz erweiterte Sichtweise eröffnet für die Diagnostik und Therapie ein riesiges wissenschaftlich fundiertes Arbeitsgebiet. Logische Folgerung ist somit das Arbeiten nicht nur mit der Materie der Lebewesen, deren Biochemie und den Neurotransmittern, sondern ebenso mit dissipativen Strukturen, deren Feldern und Frequenzen. In einem Schichtenmodell beschrieben, lassen sich theoretisch drei Ebenen unterscheiden, die aber zusammenwirken, zusammen eine Einheit bilden: eine materielle, eine energetische und eine informatorische Ebene.

Eine andere Sichtweise ist die Darstellung von Lebewesen als vernetzte Netzwerke: Netzwerke in Netzwerken in Netzwerken ... In diesen vernetzten Netzwerken des Organismus existieren Gradienten zwischen Materie, Energie und Information. Zum Ausgleich zwischen den Gradienten existieren viele unterschiedliche Strömungen der Materie, der Energie und der Information: dissipative Strukturen. Beginnend bei dem Fluss des Nahrungsbreis im Magen-Darm-Trakt über Energieströmungen in den Meridianen bis zu Informationsflüssen in und zwischen den Zellen wie zum Beispiel in unserem Nervensystem. Gleichzeitig sind die Organismen selbst in weiteren Netzwerken in ihrer Umwelt eingebunden: vernetzte Netzwerke (NW): kommunikative NW (Telefon, Internet ...), soziale NW (Familie, Firma, Verein ...), Energie NW, Verkehrs NW, wirtschaftliche NW, Juristische NW, politische NW, Nahrungs NW (food network – Nahrungskette), globales NW der Erde, das wir GAIA nennen.

Jedes Modell, jedes Bild, jede Theorie (von) der Welt dient uns als Navigator, als Lesebrille. Als Hilfestellung und Orientierungshilfe, um uns der Realität, der Wirklichkeit zu nähern. Die Navigatoren, die uns im Alltag zum Beispiel bei der Fahrt durch eine Stadt zur Verfügung stehen, können unterschiedlich genutzt werden. Wir können wählen, ob wir die Strecke als Fußgänger, Autofahrer oder mit öffentlichen Verkehrsmitteln erreichen wollen. Je nachdem, welchen Modus wir wählen, je nachdem, ob wir uns zu Fuß oder mit einem Fahrzeug fortbewegen, erhalten wir ein anderes - zum Teil widersprüchliches - Bild von der Stadt, die wir erforschen wollen. Erst wenn wir die Eindrücke der verschiedenen „Fahrten" - als Fußgänger, Autofahrer oder mit dem öffentlichen Verkehrsmittel- zu einem Ganzen zusammenfassen, erhalten wir ein annähernd vollständiges, bzw. ganzheitliches Bild der Stadt. Aber auch dann würde uns noch die Sicht aus der Luft, „die Vogelperspektive" fehlen; diese Sicht würde uns sicherlich weitere - zusätzliche Aspekte der Stadt aufzeigen, wie beim Anflug oder beim Abflug auf eine Stadt.[10]

Genauso nähern wir uns Schritt für Schritt der Realität der Natur an. Mit den klassischen Wissenschaften können wir „am Boden" verschiedene Aspekte der Natur erfassen. Mithilfe der Vogelperspektive der Quantenphysik erweitern wir unseren Horizont und kommen der Realität der Natur ein großes Stück näher. Wir brauchen aber all diese, sich entsprechend dem Schichtenmodell von Görnitz aus klassischer und quantischer Physik teilweise komplementär ergänzenden, Sichtweisen. Eine solche Einstellung führt auch zu einer ebenso notwendigen Offenheit für zukünftige, neue Erkenntnisse.

Unter Einbeziehung der Phänomene, die in ihrem komplexen Zusammenspiel den Funktionen von Lebewesen zugrunde liegen, legt die KörperInformatik den Blick auf den ganzen Menschen frei. Konkret heißt das, dass sich die Strukturen, die dabei zum Vorschein kommen, nicht allein auf die materielle oder die psychische Ebene beschränken. Eine wichtige, hierarchisch höhere Ebene ist die elektromagnetische Ebene. Die Information in Lebewesen wird mit Hilfe von Biophotonen (biologischer Laser) als hochkohärentes Licht des elektromagnetischen Feldes transportiert (Popp/Bischof). Diese Phänomene wurden wissenschaftlich nachgewiesen und sind für die Funktionen von Lebewesen grundlegend.[11] Dank der Erklärung des photoelektrischen Effekts durch Albert Einstein im Jahre 1905, der die Wechsel-

---

[10] Hofstaedter, 2011, S. 43
[11] Popp, 1987;S.14, 66 und Bischof, 1998; S.114-115, 128-129

wirkung zwischen Photon und Elektron offen legte und damit die Quanten-theorie einläutete, dürfen wir uns statt an die masselosen Photonen an die Elektronen und die Elektronik der Lebewesen halten.

II. Messungen in „lauten" und „leisen" Systemen

Sowohl bei der Gravitation als auch beim Magnetismus handelt es sich für unsere Sinne um unsichtbare Felder. Sie sind im wahrsten Sinne für uns nicht fassbar. Diese können nur indirekt durch einen fallenden Gegenstand (Gravitation) oder die Anordnung von Eisenspänen (Magnetismus) sichtbar („fassbar") gemacht werden. Auch das elektromagnetische Feld eines Lebe-wesens lässt sich darstellen, wenngleich wiederum lediglich indirekt. Hier kommt in meiner Praxis der Muskeltest zum Einsatz: Er ist dabei quasi ein „bildgebendes Verfahren" und eine Messung.

Im Körper können wir zwei verschiedene Systeme der Kommunikation un-terscheiden: Die biochemisch-neuronale Kommunikation als „laute" Infor-mation und eine Kommunikation über das EMF des Körpers als „leise" In-formation. Es gilt hierbei die Regel „sowohl als auch" statt „entweder oder". Für die Ansteuerung der Muskulatur, um ein Gelenk zu führen, sind sowohl die „laute" als auch die „leise" Form der Kommunikation notwendig. So wie in den „lauten" Bereichen Messungen im Labor und andere Verfahren durchgeführt werden, gibt es im „leisen" Bereich die Möglichkeit mit Hilfe von „energetischen" Verfahren Messungen durchzuführen. Eines dieser Ver-fahren ist die Muskeltestung. Selbstverständlich sind solche Aufteilungen wie z.B. in neuronal-chemische und elektromagnetische Ansteuerung in ers-ter Linie dazu da, um Funktionen im Körper besser beschreiben und verste-hen zu können; der Körper aber funktioniert als Einheit, in der alle Formen der Funktionen, die wir uns lediglich als getrennte Funktionen vorstellen können, gemeinsam und gleichzeitig auftreten.

B. Instrumente und Nomenklatur der KörperInformatik im NetzwerkMensch

I. Der AK-Muskel-Test - eine Messung der Körperfunktion am Muskel

Definition der AppliedKinesiology-AK (Übersetzung von *International College of AK*/ICAK)[12]: Angewandte Kinesiologie ist ein System, das unsere strukturellen, mentalen/emotionalen und chemischen Funktionen bewertet („Triad of Health" nach George J. Gooheart). Es verbindet Muskeltests mit anderen Standarddiagnosemethoden. Diät, Manipulation, orthomolekulare Supplementierung, chinesisches Meridiansystem, Bewegung und Lernen werden therapeutisch eingesetzt, um das innere Gleichgewicht wiederherzustellen und das Wohlbefinden zu erhalten.

a) Grundlagen

Das gängige Modell für die Ansteuerung eines Muskels bezieht sich auf das Modell der Neurologie und ist damit auf die Nerven und die Nervenleitgeschwindigkeit bezogen. Danach vollzieht sich die Muskelansteuerung über die Nerven, gemäß des Bildes von elektrischen Kabeln, deren Steuerungsbefehle die Muskeln aktivieren. Der Muskeltest wird in diesem Zusammenhang als eine Untersuchung der Stressadaptionsfähigkeit des neuromuskulären Funktionskreises und der übrigen Adaptationssysteme des Körpers auf verschiedene Reize angesehen. Dieses Modell bezieht sich auf den elektrischen Aspekt der Muskelansteuerung und er trifft zum Beispiel auch dann zu, wenn Nerven wie Kabel zum Beispiel das Rückenmark bei einem Unfall durch eine Querschnittslähmung verletzt werden.

Die „langsamere" neuronal-chemische Ansteuerung vermittelt die Grundaktivität des Muskels und die quantitative Muskelansteuerung.

Die Nervenleitgeschwindigkeiten (NLG) typischer menschlicher Nervenfasern liegen in einem Bereich von ca. 1 bis 100 max. 120 m/Sekunde[13].

---

[12] http://www.icakusa.com/what-is-ak
[13] vgl. Abb. 17, S. 59

Doch wie bereits bei jedem komplexen technischen System wird auch die Ansteuerung des Muskels in einem lebenden System nicht allein über einen einzigen /quantitiven Mechanismus ausgeführt. Kein Mensch wird sich in ein Flugzeug setzen wollen, dessen Steuerung nicht mindestens ein bis drei Systeme für den Notfall zur Verfügung hat. Aus technischer Sicht gibt es zusätzlich zur grundlegenden einfachen Signalweiterleitung in einem Kabel sowohl die Möglichkeit einer rhythmischen Veränderung der Aktionspotenziale im elektrischen Bereich - einer Frequenzmodulation. Es gibt aber auch die Möglichkeit der weitaus schnelleren Steuerung über das elektromagnetische Feld mit seiner Lichtgeschwindigkeit von ca. 300 000 km pro Sekunde, ähnlich wie bei einem Modellflugzeug, das über Funk gesteuert wird. Diese qualitative schnelle und komplexe Feinsteuerung ermöglicht dem Körper genauer, differenzierter und schneller zu reagieren.

Einen Hinweis auf den Zusammenhang der Muskelansteuerung mit dem elektromagnetischen Feld ergaben wissenschaftliche Untersuchungen an der Universität Potsdam. Bei der Untersuchung von angesteuerten, bewusst aktivierten Muskeln wurden mittels Mechanomyographie Oszillationen (Schwingungsmuster) beobachtet.[14] Einzelne Muskeln schwingen (oszillieren) in einem Frequenzbereich um 10 Hz.[15] Bei der Koppelung von Muskeln zweier unterschiedlicher Personen, der Koppelung myofaszialer Oszillationen zwischen zwei interagierenden Personen, entwickelt sich kohärentes Verhalten der Muskeln.[16] Allgemeiner ausgedrückt: Myooszillationen zweier gekoppelter neuromuskulärer Systeme entwickeln während isometrischer Arbeitsweise kohärentes Verhalten. Folgerungen sind: Interagierende Personen stimmen ihre myofaszialen Oszillationen im Sinne kohärenten Verhaltens aufeinander ab. Diese interpersonelle Synchronisation erfordert eine laufende gegenseitige sensomotorische Anpassung beider neuromuskulärer Systeme in kybernetischen interpersonellen Regelkreisen. Hierbei entsteht durch die Kopplung der Muskeln von Tester und Getestem ein stabiles Oszillationsgleichgewicht. Dadurch wird das Gefühl von Stabilität und Kraft während der Testung vermittelt. Hiermit wird klar, dass ein angesteuerter Muskel oszilliert und dass bei Koppelung von Muskeln zweier Personen Interferenzen durch Überlagerung der Einzelfrequenzen entstehen.

14 Beck, 2010 ;S. 117-136.
15 Torick, 2012
16 Schaefer und Bittmann, 2014

In Zusammenhang mit der Feldtheorie wird der Muskeltest über die Eigenschaften des EMF interpretiert. Die bisherige Interpretation des Muskeltests als Ergebnis von Einfluss auf Rezeptoren und Verschaltungen in Nerven gilt weiterhin. Teilchendenken und das Denken in Feldern wird im Sinne des „sowohl als auch" ganzheitlich-dualistisch kombiniert angewandt- eine Art Hybrid-System. Diese erweiterte Interpretation der Muskeltestung führt in Bereiche von Energie und Information bzw. informierter Energie, des Körpers.

So lassen sich mit Hilfe der Muskeltestung und der anschließenden Interpretation direkt und zeitnah Informationen vom Körper ablesen.

Ist ein getesteter Muskel im System integriert und reagiert in der Wahrnehmung des Getesteten und des Untersuchers als „stark", sprechen wir von einem eingeschalteten beziehungsweise angesteuerten Muskel. Die Wahrnehmung des Widerstands eines „starken", angesteuerten Muskels entspricht der Wahrnehmung einer Tür, die in ihrem Schloss verriegelt ist. Die Ansteuerung kann sich aber durchaus verändern. Die Grundlage für die wechselnde Ansteuerung der Muskulatur liegt in der Muskelführung eines harmonisch, integriert funktionierenden Gelenks, der im Regelkreis der Gegenspieler der Muskulatur, im Antagonismus der Muskulatur, eingebunden ist. Im kybernetischen Regelkreis des Muskelantagonismus sind zum Beispiel jeweils Strecker und Beuger beziehungsweise Außen- und Innendreher über eine negative Rückkoppelung miteinander verbunden, organisiert. Die Muskeln, die in einem antagonistischen Regelkreis miteinander kommunizieren, werden zur gleichen Zeit jeweils nur wechselweise, isoliert angesteuert. Diese kybernetischen Regelkreise der Muskelantagonisten stellen regulierende und kompensatorische Feedbacks dar. Durch diese Rückkoppelungsschleifen ist der Körper in der Lage, zum Beispiel bei Alltagsbewegungen statische Unregelmäßigkeiten automatisch auszugleichen. Er kann mit Hilfe seiner Regulation seine Integrität aufrechterhalten. Die Muskeln eines antagonistischen Regelkreises gelten als integriert, wenn zur gleichen Zeit jeweils nur einer der beiden Partner im Gegenspielersystem angesteuert ist. Diese Integration der antagonistischen Muskeln durch ihre Organisation und Regulation als Gegenspieler spielt vor allem für die muskuläre Führung jedes Gelenks die primäre Rolle. Oder wie es bei George Goodheart heißt: „When muscles and bones fight, bones never win!" Wenn Muskeln und Knochen gegeneinander kämpfen, gewinnen nie die Knochen![17]

b) TL, Challenge und neurolymphatische Reflexpunkte

Da jeder Abschnitt unseres Körpers durchblutet ist und im Blut auch feste geladene Partikel fließen, entstehen in jedem einzelnen kleinsten Teil des Körpers jeweils miteinander kommunizierende elektromagnetische Felder. Mit dem Muskeltest der AK arbeiten wir mit diesen elektromagnetischen Feldern. Ausgehend von dieser grundlegenden Tatsache können Reaktionen durch Berührungen oder andersartige Einflussnahmen auf den Körper als Änderungen des EMF interpretiert werden.

Eine Therapie-Lokalisation (TL) zeigt eine Störung an einer spezifischen Stelle des Systems durch den Muskeltest an. *Praktische Durchführung:* Es wird eine verdächtige Stelle mit der Handfläche berührt und an einem beliebigen Muskel getestet; hierbei handelt es sich um eine positive Therapie-Lokalisation, wenn sich die Muskelansteuerung dieses beliebigen Muskels ändert. *Biophysikalisch* kann dieses Phänomen über das EMF erklärt werden: Die elektromagnetische Resonanz zwischen dem EMF einer spezifischen Körperstelle und dem EMF der Handfläche - die Nähe mit der spezifischen Körperstelle, die eine Veränderung des Tonus des Testmuskels bewirkt - wird als Therapie-Lokalisation (TL) bezeichnet. Geeignete Stellen für eine TL sind Körperstellen oder-regionen, an denen Störungen des EMF auf Grund der Krankengeschichte (Anamnese) vermutet werden. Dies sind oft Gelenke, Wirbel, Organe, Muskeln, Sehnen; Akupunkturpunkte, Reflexpunkte an der Haut, Narben, Zähne und andere Störfelder. Hier lohnt es sich, die Hand aufzulegen und mit Hilfe des Muskeltests über diese Störungen einen Zugang zum Körpersystem zu nutzen.

Nach der Therapie erfolgt die Prüfung des Erfolgs mit Wiederholung der gleichen TL; die TL sollte nicht mehr nachweisbar sein. Dieser Ablauf zeigt, dass Patient und Therapeut sich durch den Impuls der Therapie in einem kybernetischen Regelkreis befinden. Mit einer Doppel-TL (DTL) können Zusammenhänge zwischen mehreren Störungen aufgezeigt werden. Genauso können mehrere Störungen miteinander über das Feld kommunizieren und

---

[17] Gerz, 2001; S.5

eigene Felder bilden wie zum Beispiel Narbenfelder, aber auch unterschiedliche Störungen können miteinander kommunizieren.

Beispiele für TL und DTL

Beim Berühren einer schmerzhaften Körperregion (TL) kann eine Schwächung eines vorher angesteuerten Muskels festgestellt werden. Durch die Zugabe einer Substanz wird dieser Muskel erneut angesteuert. Mit dieser Substanz ist eine Schmerzlinderung wahrscheinlich. Ebenso ist eine TL zu einer Hautirritation (-ausschlag) möglich. Hier können Medikamente für eine Salbe mit Darm-phyto-Therapeutika und ähnlichen Substanzen auf gleiche Weise ausgetestet werden.

Eine gezielte Provokation oder Testexposition kann ebenfalls eine Veränderung der Muskelansteuerung hervorrufen; dies kann ein Stoff oder ein Impuls z. B. auf ein Gelenk oder auf eine Körperregion sein. Hierbei handelt es sich um einen Challenge. Bei einem Challenge handelt es sich sozusagen um eine gezielte Irritation mit Reaktion, die an der Veränderung der Muskelansteuerung bemerkbar wird. Ein gutes und einfaches Beispiel ist der Challenge der Atmung (Respiratorischer Challenge). Dabei verändert sich die Ansteuerung des Muskels durch die Atemexkursion. Häufig liegen hier Fehlstellungen von Schädel- und/oder Beckengelenken vor.

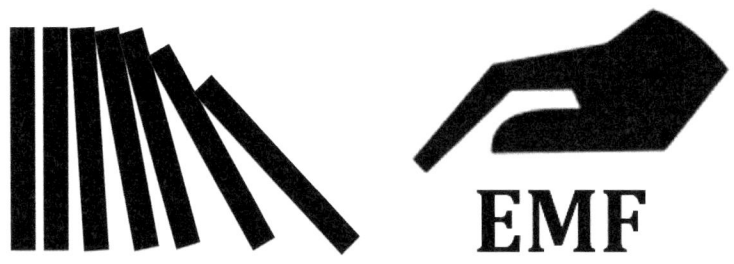

Abb. 2: Challenge und TherapieLokalisation (TL)

c) Muskeln reagieren im Muskeltest entweder normreaktiv oder dysreaktiv.

Das Wechselspiel der Antagonisten kann bei normreaktiver Ansteuerung durch Berührung eines dem Muskel zugeordneten Akupunkturpunktes imitiert und damit in der Testung sinnvoll genutzt werden.

Folglich gilt ein Muskel als normreaktiv - normal reagierend - wenn er angesteuert wird und sich bei Aktivität des Gegenspielers oder bei entsprechendem Challenge abschwächt.

Dies geschieht zum Beispiel bei Berührung des ‚sedierenden' Akupunkturpunktes des zugeordneten Meridians oder mechanisch am Muskel.

Meridian	Sedierungspunkt
Magen	Ma 45
Dünndarm	Dü 8
Dickdarm	Di 2
Milz-Pankreas	MP 5
Drei Erwärmer	3 E 10
Niere	Ni 1
Blase	Bl 65
Herz	He 7
Gallenblase	Gb 38
Kreislauf-Sex/Perikard	KS/Per 7
Leber	Le 2
Lunge	Lu 5

Abb. 3a: Liste der Sedierungspunkte der Meridiane

Als nicht normal reagierend, dysreaktiv wird ein Muskel bezeichnet, der in dem Gegenspielersystem nicht eingeordnet ist, zum Beispiel nicht abschaltbar, das heißt nicht zu schwächen ist (hyperreaktiv) oder von vornherein nicht angesteuert ist (hyporeaktiv). Ein Muskel mit einer dieser Reaktionen ist ein Beispiel für einen „dysreaktiven Muskel" im Gegensatz zum „normreaktiven Muskel". Eine weitere Form des dysreaktiven Ansteuerung ist die

„halbstarke" Muskelansteuerung (51 % nach Goodheart), am Anfang erscheint die Muskelreaktion stark und angesteuert, lässt sich aber durch Berührung des zugeordneten Neurolymphatischen Punktes schwächen – und wird nicht mehr angesteuert. Somit haben wir eine normreaktive und drei dysreaktive Qualitäten der Muskelansteuerung bei der Messung der Muskeln im Feinstofflichen dargestellt.

Muskelansteuerung	angesteuert	Gehemmte Ansteuerung
Normreaktiv	+	TL am zugeordneten Akupunkturpunkt
51%	+	Durch Berührung des neurolymphatischen Punktes
Hyporeaktiv	-	
hyperreaktiv	+	Keine Hemmung der Ansteuerung

Abb. 3b: Muskelansteuerung

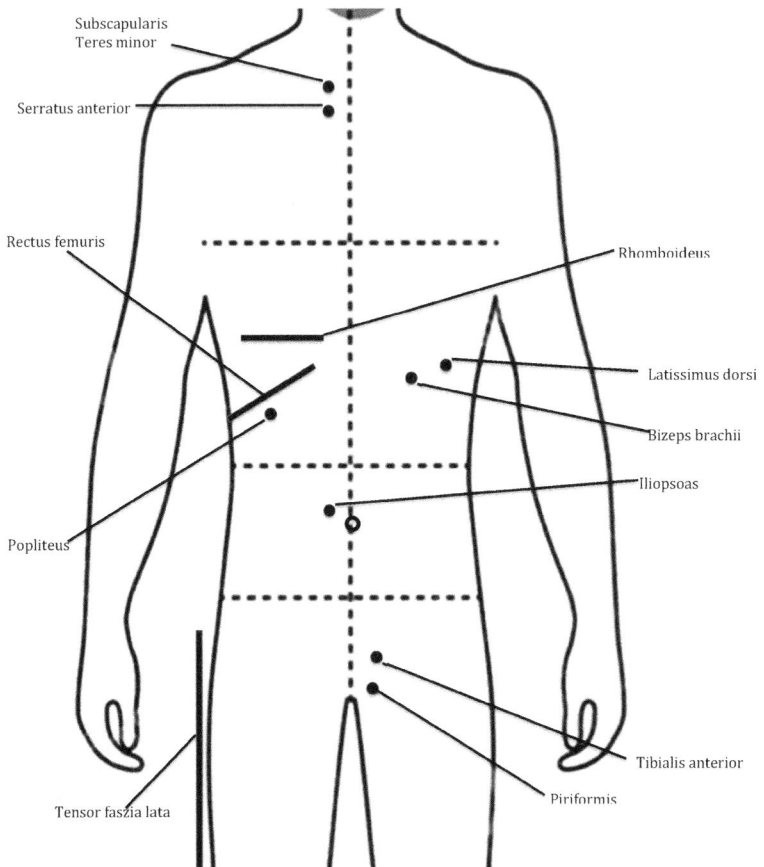

Subscapularis
Teres minor

Serratus anterior

Rectus femuris

Rhomboideus

Latissimus dorsi

Bizeps brachii

Iliopsoas

Popliteus

Tibialis anterior

Tensor faszia lata

Piriformis

Abb. 4: Neulymphatische Reflexpunkte

Ein dysreaktiver Muskel ist nicht in den Muskelantagonismus integriert, während ein normreaktiver Muskel im Antagonismus mit seinem Partner integriert ist. Die Maßnahmen oder die Mittel, die den dysreaktiven Muskel während der Testung in seiner Ansteuerung verändern und ihn dadurch in den Antagonismus integrieren, stellen für den Körper des Patienten eine Verbesserung im System dar. Die Reaktion des Muskels auf Grund therapeutisch positiv wirkender Impulse wird als NormChallenge-NC bezeichnet. Diese Entlastungsmöglichkeiten werden therapeutisch durch Gabe von Stoffen, Behandlungen von Narbenstörungen, Sanierung von Zahnstörfeldern etc. genutzt.

Die Sichtweise der Muskeltestung berücksichtigt die Organisation der gesamten Muskulatur des Organismus in der kybernetischen Regulation zwischen Muskelpaaren sowie deren Beziehungen und die Einbindung ins Netzwerk des gesamten Körpers. Die darauf folgenden therapeutischen Maßnahmen haben das Ziel, alle Muskelantagonismen zu integrieren. Mit den Muskeltestungen werden die Funktionen kybernetischer Regelkreise von Muskelantagonisten geprüft – gemessen.

Die Kommunikation zwischen den Muskeln über das elektromagnetische Feld erklärt auch die Einbindung der Muskeln durch Regelkreise mit der Ganzheit des Körpers. So ist zum Beispiel der das Knie streckende Muskel am vorderen Oberschenkel dem Organ Dünndarm, dem Dünndarm-Meridian, den Dünndarm zugeordneten Zähnen und Stoffen - hier zum Beispiel Stoffen des Kalziumhaushaltes (außer Kalzium auch D3 und Vitamin K2) - zugeordnet. Diese Regelkreise spiegeln eine Vernetzung wider, über die ein Zugang zu Informationen des Körpers möglich ist.

Aus biophysikalischer Sicht zeigt die Veränderung der Ansteuerung des Muskels eine Veränderung des elektromagnetischen Feldes an. Das heißt aber auch, dass das Objektivierbare des Muskeltests lediglich die Veränderung seiner Ansteuerung ist; alles andere ist Interpretation; bei der Interpretation ist der Kontext, der Zusammenhang mit anderen Fakten, zu beachten.

Durch die Einbindung des Muskeltests sowohl in den Antagonismus mit seinem Gegenspieler als auch in seinen Regelkreis innerhalb des gesamten Körpers ist er eine Art Übersetzer der Körpersprache. Die Gesamtheit der Muskeltestungen geben mir Informationen über die Organisation, die Regulationsfähigkeit und den Grad der Integration des Körpers. Für mich entwickelte sich die Muskeltestung zu *dem* Zugang zum Körper und seinen elektronischen Vernetzungen der KörperInformatik. In Kombination mit dem Muskeltest stütze ich mich in meiner therapeutischen Arbeit auch auf die Mitochondriale Medizin. Der Muskeltest, so wie er von mir und von Kollegen mit entsprechender Ausbildung angewendet wird, gibt unter anderem Auskunft über den Energiestoffwechsel der mitochondrialen Prozesse. Die Informationen, die mir der Muskeltest liefert, sind für mich Teil einer Art Internet: einem komplexen Kommunikationsnetz unserer Zellen und des Bindegewebes. Sie stehen in Resonanz zueinander, tauschen miteinander Information und Energie aus und speichern Daten, Erinnerungen. Sie sind miteinander in einem offenen kybernetischen System verwoben, das heißt, sie kommunizieren innerhalb und zwischen Regelkreisen. Diese Tatsache an sich ist schon phänomenal. Hinzu kommt der Informationsaustausch mit der Umwelt, der seinerseits Wechselwirkungen mit unserem Netzwerk-Mensch erzeugt. Wenn wir begreifen, wie unser Körper ganzheitlich funktioniert, können wir schließlich die Art des Informationsaustausches mit der Umwelt besser steuern.

Das Modell der KörperInformatik versteht den Menschen nicht länger als mechanische Maschine, sondern bedient sich bewusst des Vergleichs mit dem weitaus komplexeren Modell einer elektronischen Maschine, des Computers. Ein Computer mit seinem Betriebssystem, seiner Hardware, Software und seinem Internetanschluss, der Zugriff auf externe Informationen gewährt, kommt den Funktionen, Vorgängen und Strukturen in unserem Körper weitaus näher als eine mechanische Maschine mit ihren Knöpfen, Hebeln und Schrauben. Damit beziehen wir uns neben den klassischen Naturwissenschaften der Physik, einschließlich der Quantenphysik und der Chemie mit der Elektrochemie, zusätzlich auch auf die Informatik, im Englischen ‚Computer Science‘, auf die Kybernetik und auf die Netzwerkwissenschaft.

d) Das Computer-Modell der KörperInformatik im NetzwerkMensch

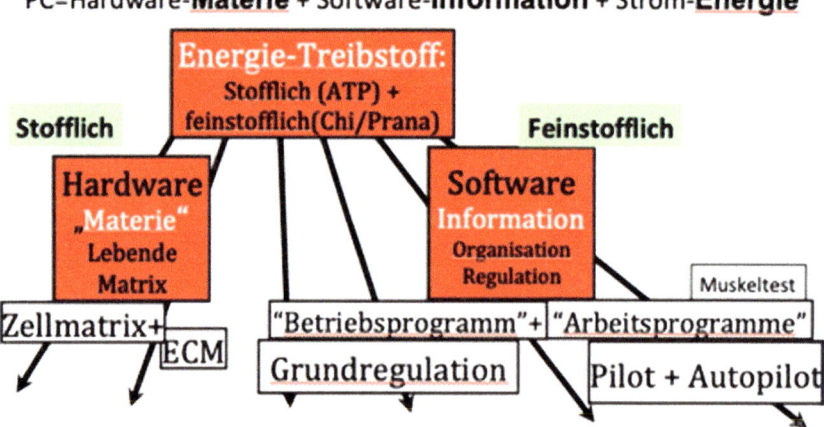

Abb. 5: Das PC-Modell der KörperInformatik im NetzwerkMensch

Die Änderung der Muskelansteuerung spiegelt Veränderungen im elektromagnetischen Feld des Menschen wider. Sie dient somit als Indikator für Veränderungen des elektromagnetischen Feldes des Patienten. Werden diese Veränderungen nun mit dem Gedankenmodell des Computers und den dazugehörigen Begriffen wie Hardware, Software und Betriebssystem verknüpft, liefert uns die so entstehende KörperInformatik nicht nur ein anschauliches und leicht verständliches Modell des Phänomens Leben, sondern stellt zugleich ein tragfähiges Netzwerk für die Diagnostik zur Verfügung. Somit steht das Bild des Quanten-Licht-Computers zusammen mit der Metapher des Internet – Im Körper das BodyWideWeb(BWW) – und dem körpereigenen W-LAN als Physiologiemodell der Lebewesen zur Verfügung. Es handelt sich hierbei um ein Bild, ein Modell, eine Metapher, die so nah wie möglich an die Realität reicht und dem Modell der mechanischen Maschine gegenüber überlegen ist.

Grundsätzlich sollten wir aber den Menschen nicht mit einem Computer vergleichen. Die Überlegenheit des Menschen gegenüber einem Computer liegt im Erkennen von Zusammenhängen und in der Fähigkeit Fehler, Abweichungen sowie Unvollständigkeiten durch Korrekturen und Ergänzungen zu tolerieren - durch diese *Flexibilität* entsteht das *konstruktive und komplexe Zusammenspiel des Lebendigen.* [18] Dennoch verwendet H.-P. Dürr die Metapher des PC und meint, das Sterben sei nicht so schlimm: „ ..., weil das, was der Mensch geistig hineingebracht hat, sowieso zum Nutzen aller ‚deponiert' ist. D.h., zukünftig wird keiner anfangen, wo er angefangen hat. Das Sterben ist also gar keine so große Tragödie. Ein Laptop, der zu alt geworden ist, den schmeiß ich einfach weg und lege mir einen neuen zu, ohne dass ich Angst haben muss, dass die wertvolle Software dabei verloren geht. Was mir an mir selber wertvoll erscheint, davon muss ich die Hoffnung haben, dass das schon weitergeht. Ich schmeiße eben nur den Kasten weg, der veraltet ist."[19]

Zusammenfassend können wir Folgendes festhalten:

In unserem Körper finden Prozesse statt, die aus der biophysikalischen Perspektive elektromagnetische und photoelektrische Kommunikationsprozesse sind. Sie haben Quantencharakter, genau wie die Prozesse, die in einem Computer stattfinden. Biologische Prozesse beruhen ebenfalls auf der

---

[18] nach H.-P. Dürr in „Auch die Wissenschaft spricht nur in Gleichnissen" S. 87
[19] nach H.-P. Dürr in „Auch die Wissenschaft spricht nur in Gleichnissen" S. 87

Übertragung, Verarbeitung und Speicherung von Informationen sowie auf der wissenschaftlichen Grundlage von Elektromagnetismus, Organisation, Regulation und Integration der Natur; nicht nur Kybernetik, Netzwerkwissenschaft und Quantenphysik fußen auf der Informationsverarbeitung in und zwischen den Zellen, sondern auch der interzelluläre Energietransport und der Kommunikationsaustausch.

Das elektromagnetische Feld des Körpers lässt sich indirekt mit Hilfe des Muskeltests darstellen. Die Änderung der Muskelansteuerung spiegelt dabei Veränderungen im elektromagnetischen Feld des Menschen wider. Sie dient als Indikator von Veränderungen des elektromagnetischen Feldes des Patienten und lässt dadurch Rückschlüsse auf die Funktionen und Dysfunktionen, auf die Organisation, Regulation und Integration im Organismus ziehen.

e) Softwareprogramme im hierarchischen Netzwerk von Hyperprogrammen

In der Software des NetzwerkMensch gibt es viele (Arbeits-)Programme: beginnend mit dem Programm des Gangmusters bis zu Programmen, die sich mit Hilfe neuster neurophysiologischer Erkenntnisse darstellen lassen, und weiterführend zu Themen vom Bewussten und vom Unbewussten. Hierzu zählen Programme wie Herzkreislauf-, Blutdruck-, Puls-, Atemfrequenzprogramm; Programme der Hormonregelkreise und Stoffwechselregelkreise; das Gangmusterprogramm; Programme zur Steuerung des Wasser- und des Wärmehaushalts; das Schluckprogramm sowie diverse Programme, die unseren Magen-Darm-Trakt steuern. Alle sind in einer vernetzten Hierarchie der Programme eingebunden, den „Hyperprogrammen". Die Vielfalt dieser programmierten Abläufe betreffen Bewegungsabläufe im Alltag (Treppensteigen) und Sport (Tennis, Fußball) bis zu Programmen, die uns die Steuerung von kleinen und großen Apparaten ermöglichen (Autofahren, Flugzeugführung). Denken Sie auch an das Beispiel vom Programm für das Fangen, Schlagen, Werfen und Schießen von Bällen. Die Thematik der Programme tangiert mit ihrer Vielfalt so gut wie alle Disziplinen: Bereiche der Physiologie, Endokrinologie, Immunologie, Hirnforschung, Kognitionswissenschaft, Neuroethik, Bewusstseinsforschung, Philosophie u.v.m. Zusammengefasst werden sie im System Pilot/Autopilot

f) Zehn Gesetze der vernetzten Wechselwirkungen im Menschen

Wie das Internet und verlinkte Web-Seiten ist auch das Kommunikationsnetz unseres Körpers Transportmedium für Informationen. In der Art und Weise, wie diese Informationen in Lebewesen verarbeitet werden, habe ich zehn Gesetze formuliert, die vernetzte Wechselwirkungen im Körper meiner Patienten übermitteln.

Denn um den Patienten zu helfen, kann es nicht nur darum gehen, die Informationen in Form von Datenmengen zu vergrößern, also immer mehr Detailwissen anzusammeln. Hier geht es vornehmlich darum, individuelle Muster und Verallgemeinerungen innerhalb dieser Daten zu erkennen. Daher findet eine Datenerfassung nebst Mustererkennung bei jeder Untersuchung und Behandlung des individuellen „Universums" des Patienten statt. Hierbei werden auch die Erkenntnisse der Netzwerkwissenschaft berücksichtigt, denn der menschliche Körper kann als hierarchisches, vielschichtiges Netzwerk dargestellt werden, das nach dem mathematischen Potenzgesetz neben einem hierarchischen Netzwerk mit Superknoten auch Selbstähnlichkeiten, Attraktoren und Fraktale umfasst.

Wie werden nun die im Buch NM erwähnten wissenschaftlichen Grundlagen in der Praxis angewandt? Welche Muster zeichnen sich dabei ab? Welche Muster treten bei einer großen Anzahl von Patienten immer wieder in den Vordergrund? Welche Gesetzmäßigkeiten treten dabei zutage? Wie kann ich mit dem besten und effektivsten Wirkungsgrad arbeiten und helfen? Um Fragen wie diese beantworten zu können, fließen in jede Untersuchung folgende zehn Gesetze ein. Dabei wird unser NetzwerkMensch erkennbar, die Sicht auf den Körper als kybernetisches Netzwerk mit seinen kompensatorischen Regelkreisen:

Zehn kybernetische Gesetze im NetzwerkMensch

1. Das Gesetz der Symbiosen: Symbiosen bilden funktionale Einheiten im Körper. Dazu gehören Darmsymbiose, Symbiose der Nasennebenhöhlen, der Bronchien und der Lungen, der Haut sowie des Vaginaltraktes. Der Darm und die anderen Organe des Körpers mit direkter Verbindung zur Außenwelt werden durch Mikroben besiedelt. Insgesamt ist die Anzahl dieser Symbionten pro Organismus höher als die Zellzahl des Körpers. Eine normale Besiedlung braucht der Körper in gegenseitiger Abhängigkeit mit seinem Symbionten und dies bereitet

ihm auch keine Probleme. Erst durch die Besiedlung mit krankma-chenden Keimen treten Symptome und Beeinträchtigungen für das gesamte System im NetzwerkMensch auf.

2. Das Gesetz der Umwelteinflüsse spiegelt die Vernetzung jedes Men-schen mit der (Um-)Welt wider. Darunter fallen toxische Belastungen und Geopathie. Zu den Giften zählen unter anderem die Pestizide, Plastikabbauprodukte, aber vor allem eine Vielzahl von Schwerme-tallen. Besonders die Schwermetalle beeinträchtigen in hohem Maß die Funktionen des Körpers (Hinweis auf „Wir leben in einem großen Meer von Giften" im Anhang von NM).

3. Das Gesetz der Entgiftungsfunktionen. Hierzu rechne ich Leber, Nie-ren, Darm, das Lymphsystem, die Lungen und die Haut als so ge-nannte Ausleitungsorgane. Sie bilden eine vernetzte Einheit der Ent-giftung, „Detoxom". Die verabreichten Entgiftungsmittel mobilisieren die Gifte des Körpers aus der Peripherie wie zum Beispiel aus dem Bindegewebe (der Extra Zellulär Matrix). Im Anschluss müssen sie wieder aus dem Blutkreislauf entfernt werden. Dazu müssen die oben genannten Organe eine 100-prozentige Funktion haben, um eine akute Vergiftungssituation zu vermeiden.

4. Das Gesetz der Elektronik des Körpers. Das Netzwerk der elektroni-schen, dissipativen Strukturen, das sich unter anderem in dem Meri-diansystem zeigt, dient bei Diagnose und Therapie als Leitstruktur. Dabei betrachte ich Narbenstörungen und elektromagnetische Stör-felder als Einflüsse auf das elektromagnetische Feld des Körpers. Dazu zähle ich auch das Gesetz der Regelkreise „Meridian-Organ-Psyche-Zahn-Stoff-Gelenk-Muskel". Eine Störung an einem Punkt des so dargestellten elektronischen Netzes kann sich als Symptom an ei-ner anderen Stelle des Körpers bemerkbar machen, die durch den vernetzten Zusammenhang mit dem Ort der ursprünglichen Störung verbunden ist. Dies macht Fernwirkungen der Akupunktur, Neural-therapie und anderer Verfahren nachvollziehbar.

5. Das Gesetz der Energiebereitstellung in den Mitochondrien durch das Mitochondrom. Wie im ersten Kapitel von NM erwähnt, wird auf zel-lulärer Ebene das ATP als „Energiewährung oder Energiequantum" für die Zellleistung und die Funktionen des Systems des Körpers be-reitgestellt.

6. Das Gesetz des Kranio-Sakralen-Systems (CSS), einschließlich der Bissstellung als Kranio-Mandibuläres-System (CMS). Das Kranio-Sak-

rale-System besteht aus der Wirbelsäule, dem Schädel und dem Becken. Es ist durch seine Verbindungen mit allen Teilen des Körpersystems das Sammelbecken jeglicher Störung im Körper (Goodheart). Das heißt, in welcher Schicht auch immer eine Problematik besteht, sie wird im Kranio-Sakralen-System widergespiegelt. Deshalb ist bei jeder Behandlung das Kranio-Sakrale-System mitzubehandeln, um positive Impulse, die sich in allen Schichten auswirken, in die strukturelle Ebene des Körpers zu geben. Das Kranio- Mandibuläre-System besteht aus dem Ober- und dem Unterkiefer und ist über das Kiefergelenk direkt mit dem Schädel und damit mit dem Kranio-Sakralen-System verbunden.

7. Das Gesetz der psychosozialen Faktoren. Über die anamnestischen Gespräche gilt es, die Auswirkungen der Vernetzung mit dem Umfeld des Patienten so weit zu erfragen, dass dem Patienten Störfaktoren bewusst gemacht werden können.

8. Das Gesetz der Gesamtbelastung. Die Gesamtbelastung des Organismus ist in direktem Zusammenhang mit der Kompensation zu beurteilen. Gesamtbelastung und Kompensation befinden sich in Balance und sind typisch für vernetzte Systeme: Übersteigen die Belastungen die Kompensationskapazität, entstehen Symptome. Über den Einfluss auf die Gesamtbelastung kann dieses Gleichgewicht durch unspezifische Maßnahmen wie Darmsanierung oder Entgiftung positiv verändert werden. So wird das System (NetzwerkMensch) in die Lage versetzt, durch ein erhöhtes Energieniveau Symptome an Stellen zu kompensieren, die durch lineares Denken nicht in einen direkten Zusammenhang zu bringen sind.

9. Das Gesetz der Überschneidungen mehrerer unterschiedlicher Störungen, die in der Summe am Ort der Schnittmenge ein Symptom generieren. Mit anderen Worten, mehrere Störungen treffen am Ort des Symptoms aufeinander. Da Symptome an Überschneidungen von mehreren, unterschiedlichen Störungen auftreten, müssen für ein Symptom jeweils mehrere, unterschiedliche Störfaktoren dargestellt werden. Dadurch werden bestehende Diagnosesysteme relativiert (bzw. kombiniert und ihr Alleingeltungsanspruch wird damit infrage gestellt). Es gibt für ein Symptom niemals nur eine Ursache beziehungsweise die Ursache: Ein Symptom entsteht durch Überschneidung mehrerer Störfaktoren, die jeweils so weit wie möglich dargestellt werden müssen.

10. Das Gesetz der Dynamik. Der Mensch ist ein dynamisches Wesen - er verändert sich stetig. Therapeuten und Patienten müssen für diese Veränderungen sensibel sein. Der Mensch als offenes System ist, genauso wie Zellen, Ökosysteme und Gesellschaften, zutiefst dynamisch und „befindet sich in einem Prozess ständiger Transformation."[20]

Nehmen wir zum Beispiel einen Hüftschmerz. Statt ihn ausschließlich auf Abnutzung (Arthrose) zurückzuführen, kann er ein Indiz für Muskeldysfunktionen durch mehrere Störfaktoren, z.B. Darmdysbiose und Nahrungsmittelunverträglichkeit sein. Erst in Folge der Funktionsstörungen stellt sich dann zu einem späteren Zeitpunkt eine Abnutzung, eine Arthrose, ein. Oder betrachten Sie Knieschmerzen: Statt lediglich in einem Meniskusschaden können die Ursachen in einer Dysfunktion der den Darm-Gallenblasen- und/oder Nieren-Meridian assoziierten Muskeln liegen. Eine mögliche Ursache für die alternativen, tiefer forschenden Diagnosen können ein Fehlbiss mit Belastung der Schneidezähne oder eine Darmdysbiose und Gallengang-Leberfunktionsstörung sein. Erst viel später und von hier ausgehend folgt dann der Meniskusschaden.

Wenn ich nur einen Hammer habe, stellt sich jedes Problem als Nagel dar. Analog dazu werden bei Benutzung begrenzter Instrumentarien und wissenschaftlichen Theorien in Diagnostik und Therapie zu häufig Indikationen für Operationen und nebenwirkungsbehaftete Medikamente gestellt. Mein Anliegen mit den hier erarbeiteten Gesetzen und dem Blickwinkel, den ich Ihnen dargestellt habe, ist eine vor diesem Hintergrund dringend notwendige Erweiterung von Diagnose- und Therapiemöglichkeiten, die den Patienten zur Verfügung gestellt werden könnten. Die Sichtweise der Netzwerkwissenschaften ist solch eine Erweiterung. Die Funktionen im Netzwerk der Zellen in unserem Körper verlaufen nicht, wie nach dem Newtonschen Weltmodell angenommen, in einer linearen Kausalität und in einem homogenen egalitären Netzwerk nach dem Entweder-oder-Prinzip. Aufgrund der vielfachen Verbindungen und Cluster seiner Superknoten werden seine Funktionen heterogen in einem hierarchischen Netzwerk mit zirkulären Kausalitäten vermittelt; hieraus ergibt sich, durch die vielfachen Ausweichmöglichkeiten im hierarchischen Netzwerk die Kompensation nach dem Sowohl-als-auch-Prinzip. Dieses Sowohl-als-auch- Prinzip verbindet die Netzwerkwissenschaft mit der modernen Physik, denn dieses Prinzip ist auch für die

---

[20] Schorsch, 1987; S. 55

ganzheitliche Quantenphysik und Quantenphilosophie charakteristisch. Die zehn Gesetzmäßigkeiten sollen uns nun den Zugang zum BodyWideWeb und seinen Websites erleichtern. In ihrer Umsetzung können sie Leiden, Kosten und Zeit einsparen.

Merke:

Die Vernetzungen unserer Körper sollten mit Hilfe eines adäquaten, eines vernetzten, Denkens betrachtet werden. Dafür bietet die Netzwerkwissenschaft „Network Science" die entsprechenden Werkzeuge. Die Anwendung der Erkenntnisse der Netzwerkwissenschaften ermöglicht das Darstellen von allgemeinen Mustern, mit denen ein effektiveres Handeln in Diagnostik und Therapie möglich wird. Potenzgesetz, Fraktale und Attraktoren sind die mathematischen Grundlagen für dieses Vorgehen. Die Anwendung dieser Grundsätze ist in den „Zehn Gesetzen der Untersuchung" verwirklicht. Sie bieten eine Erweiterung der diagnostischen Instrumente.

II. Körpersignale in kybernetischen Regelkreisen

a) Grundlagen

„In dem Maße, wie wir Schmerz und Körpersignale zu verstehen lernen," so der Systemdenker Don Edward Beck, „beginnen wir auch routinemäßig, Körpervorgänge anders zu kontrollieren, ob es sich nun um unseren Blutdruck oder unsere Geisteshaltung handelt."[21] Dabei hilft uns die in Kapitel 1 und 2 von NM vorgestellte erweiterte Physiologie des NetzwerkMensch. Sie bringt uns Begrifflichkeiten aus der Kybernetik, Netzwerkwissenschaft, aus der modernen Physik und der Quantenphilosphie und die Wirkungen des elektromagnetischen Feldes näher. So können wir mit Begriffen wie zum Beispiel Regelkreis, Rückkoppelung, Potenzgesetz, Verschränkung und Komplementarität das Verständnis für die Signale des Körpers einschließlich Schmerz wesentlich verbessern und gezielt Einfluss auf unseren Körper in Richtung Gesundheit und Wohlergehen erlangen.

---

[21] Beck/ Cowan, 2007, S. 459; aus Gott 9.0, S. 310

Bei jeder Art von Beschwerden und Symptomen, aber ganz besonders bei Schmerzen ist es wichtig, statt primär auf Strukturen, primär auf Funktionen im Körper zu achten. Gustav von Bergmann (1878 bis 1955) erklärte 1930, dass Krankheiten nicht mit einem Strukturschaden, sondern mit einer Funktionsstörung beginnen würden, „als deren Folge ein Strukturschaden entstehen kann, aber nicht entstehen muss."[22] Als Ursache dieser Funktionsstörungen sah er psychische Vorgänge und legte damit einen Grundstein für die psychosomatische Medizin.[23] Hier nehme ich eine große Lücke zwischen dem strukturellen Denken und dem psychosomatischen Verständnis wahr. Diese Lücke kann durch die erweiterte Physiologie des Netzwerk-Mensch mit Netzwerk-Kybernetik-MitoMedizin- Moderner Physik gefüllt werden.

Nehmen wir also den Gedanken der Krankheit als Funktionsstörung auf und verbinden diesen heute, circa 80 Jahre später, mit neuerem Wissen und Erfahrungen. Für mich als Orthopäden bieten sich dafür Beschwerden von Gelenken, Muskeln und Sehnen an. Logisch und für jeden verständlich ist, dass Gelenke von Muskeln geführt werden. Ist die Funktion der Muskeln, die ein Gelenk führen, nicht in Balance, so kommt es nachfolgend zu Fehlbelastungen und es kann zu Störungen der Struktur des Gelenks kommen; bis zur ‚Arthrose, Meniskusschaden ...

Unter ganzheitlichen Gesichtspunkten sind unsere einzelnen Organe, Gelenke, Muskeln, Zähne etc. keine Autisten, die alleine agieren und nicht miteinander kommunizieren. Um die Vernetzungen und die Kommunikation im NetzwerkMensch greifbar zu machen, arbeiten wir deshalb mit den Regelkreisen. Die Idee der Regelkreise übernehmen wir aus der Traditionellen Chinesischen Medizin in Verbindung mit der modernen Kybernetik. Der Organbegriff in der TCM unterscheidet sich wesentlich von dem der westlichen Medizin.[24]

---

[22] Bischof, 2010, S. 156

[23] Bergmann, 1936⬚

[24] In der TCM werden die menschlichen Organe als funktionelle Einheiten (Funktionskreise) betrachtet, denen jeweils eine Körperschicht, ein Sinnesorgan, ein innerer krank machender Faktor (ein Gefühl), ein äußerer krank machender Faktor (Witterungseinflüsse) und anderes zugeordnet werden. http://www.tcmjohanniter.de/cms/tcm/grundlagen.html

Element ⇕	Organ ⇕	Abk.	Uhrzeit ⇕	chinesischer Name	Taijí ⇕	Emotion ⇕	Sinnesorgan ⇕	Gewebe ⇕
Metall (金)	Lunge	Lu	03-05	Tai Yin	Yin	Trauer	Nase	Haut
Metall (金)	Dickdarm	Di	05-07	Yang Ming	Yáng	Trauer	Nase	Haut
Erde (土)	Magen	Ma	07-09	Yang Ming	Yáng	Sorge	Lippen	Bindegewebe
Erde (土)	Milz	Mi	09-11	Tai Yin	Yin	Sorge	Lippen	Bindegewebe
Feuer (火)	Herz	He	11-13	Shao Yin	Yin	Freude	Zunge	Blut
Feuer (火)	Dünndarm	Dü	13-15	Tai Yang	Yáng	Freude	Zunge	Blut
Wasser (水)	Blase	Bl	15-17	Tai Yang	Yáng	Angst	Ohr	Knochen
Wasser (水)	Niere	Ni	17-19	Shao Yin	Yin	Angst	Ohr	Knochen
Feuer (火)	Perikard	Pe	19-21	Jue Yin	Yin	Freude	Zunge	Blut
Feuer (火)	3facher Erwärmer	3E	21-23	Shao Yang	Yáng	Freude	Zunge	Blut
Holz (木)	Gallenblase	Gb	23-01	Shao Yang	Yáng	Wut	Auge	Muskel
Holz (木)	Leber	Le	01-03	Jue Yin	Yin	Wut	Auge	Muskel

Abb. 6: Die 12 Regelkreise der TCM

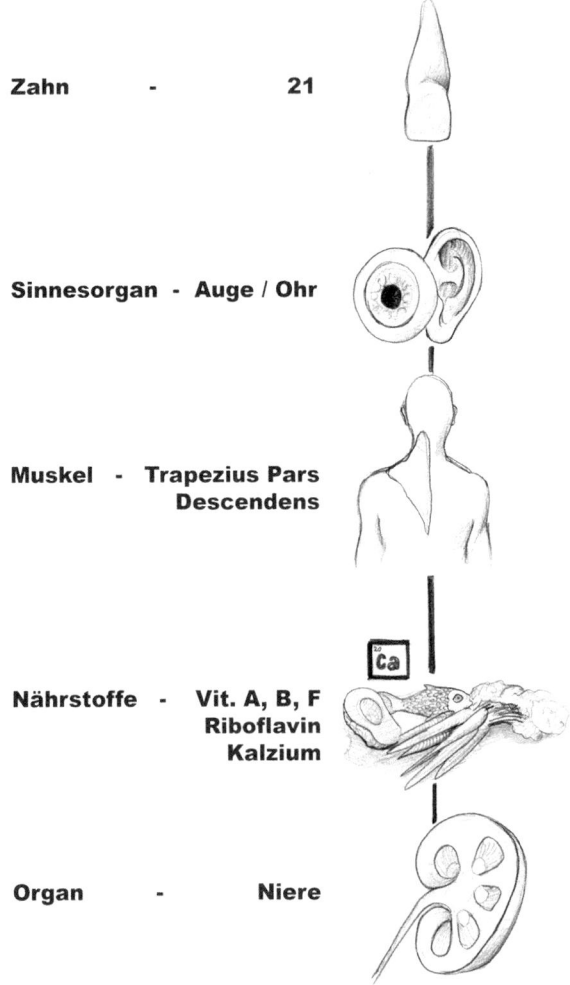

Zahn   -   21

Sinnesorgan - Auge / Ohr

Muskel - Trapezius Pars Descendens

Nährstoffe - Vit. A, B, F Riboflavin Kalzium

Organ   -   Niere

Abb. 7: Zahnkette Niere

So können wir die Gedanken von Gustav von Bergmann mit Hilfe der Idee der Regelkreise aus der TCM vervollständigen. Zur damaligen Zeit stellte er als linear-kausale Ursache für Funktionsstörungen psychische Ursachen fest. Mithilfe des Modells des Regelkreises können wir zwischen Struktur und Psyche eine große Anzahl weiterer Faktoren beziehungsweise Ursachen im gesamten Körper für die Funktionsstörung des Gelenks erfassen. So ergibt sich eine Verbindung zwischen einer linearen Kausalität und einer zirkulären Kausalität.

Und unserem heutigen Wissen können wir diese Regelkreise aus China besser interpretieren und verstehen: diese Regelkreise sind Systeme gekoppelter Schwingungen einzelner Untersysteme, einzelner Organe. Diese Frequenzen werden über das Meridiansystem, einer dissipativen Struktur des elektromagnetischen Feldes, mittels der „elementarsten Koppelung, die in Lebewesen vorkommt", miteinander verbunden.[25] „... die Biophysik betrachtet den lebenden Organismus mit seinen unzähligen rhythmischen Prozessen verschiedener Frequenz als ein komplexes, dynamisches und kohärentes "Konzert" von oszillierenden Feldern, die über ihre Phasenbeziehungen nicht- linear miteinander gekoppelt sind."[26]

Aus der Kombination von östlichem und westlichem Denken können wir so im Zeitalter der Globalisierung eine Weiterentwicklung der Medizin erreichen. Westliches Denken bevorzugt eine lineare Kausal-Logik entsprechend einer Linie, beziehungsweise einem Pfeil. Das östliche Denken folgt eher einer nichtlinearen Logik der kybernetischen Vernetzung, in Form einer Kreisbewegung. Die Synthese aus östlicher kreisförmiger (Yin-Yang) und westlicher linearer Bewegung ergibt eine Helix mit gerichteter Schraubenwindung: eine *evolutionäre Kybernetik*, die für ein modernes kybernetisches Denken steht.[27]

Die Menschheitsgeschichte ist das Ergebnis einer vielfachen Wiederholung dieses sich hochschraubenden Prozesses. Er ergibt sich aus einem gegengerichteten Doppelprozess, der das wesentliche Prinzip der Evolution charakterisiert. Auf der einen Seite gibt es eine fortwährende Differenzierung und Diversifizierung der ursprünglichen Einheit. Andererseits gibt es eine dieser auseinandertreibenden Kraft entgegenwirkende Bewegung der ständigen Reintegration des Verschiedenartigen. Diese Gegenbewegung löscht die Unterschiedlichkeit nicht aus, sondern führt auf einer höheren Ebene konstruktiv und kooperativ zu einer neuen Einheit, einer Verbundenheit der Gegensätze. Diese innige Verknüpfung von Differenzierung und kooperativer Integration ist das *Paradigma des Lebendigen.* Letzten Endes ist die Menschheitsgeschichte das Ergebnis einer vielfachen Wiederholung dieses

---

[25] siehe auch das Beispiel der Kieselsteine im Wasser mit deren Welleninterferenzen Seite 108 in „NetzwerkMensch"

[26] Bischof, 2004; S. 226

[27] Vester, 1988; S. 51-52

sich hochschraubenden Kreisprozesses, der *evolutionäre Kybernetik* genannt wird.[28]

b) Die Regelkreise

Wir nutzen die Meridiansystematik der TCM zum Aufbau eines Systems von Regelkreisen. Dazu erweitern wir die verschiedenen Zuordnungen, wie bereits zuvor von Goodheart durchgeführt. Damals wurden zu den klassischen Zuordnungen der Meridiane in der TCM die Muskelzuordnungen hinzugefügt.

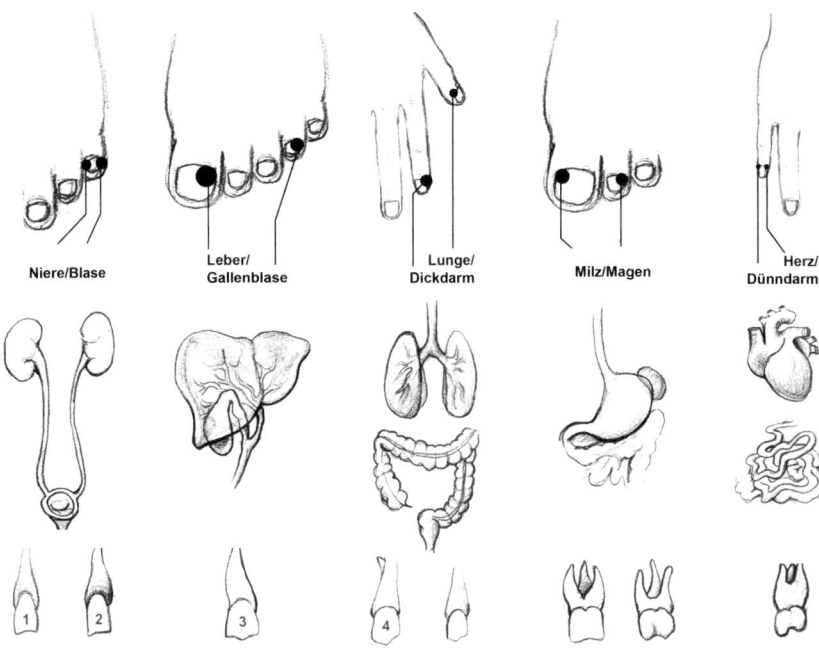

Abb. 8: Meridian-Endpunkt – Organ-Zahn

---

[28] nach H.-P. Dürr in „Auch die Wissenschaft spricht in Gleichnissen" S. 83

Zunächst benennen wir für jeden der zwölf Meridiane einen diesem Meridian zugeordneten Muskel des jeweiligen Regelkreises. Gleichzeitig beschreiben wir, wie der spezifische Muskeltest durchgeführt wird.

Muskel	Meridian	Nährstoff	Zahn	Organ	Besonderheit
M.Pectoralis Major (p.clavicularis)	Magen	Zink, Vit.B, Betain-HCl, Bi-Carbonate, Ma-genthera-peutica	16,17, 26,27, 34,35, 44,45,	Magen	Temporal Bulge, HCl-Mangel, Zink Mangel
M.Pectoralis Major p.sternalis	Leber	Kupfer, Vit.A, B3, B-Komplex, Gallensalz, Methionin, Taurin, Leberkonzentrat, Leberthe-rapeutica	13,23, 33,43,	Leber	Keine bekannten Zusammen-hänge
M.Rectus Femo-ris	Dünndarm	Vit.B, D, Calcium, CoQ10, Darm-präparate	18,28, 38,48,	Dünndarm	Dünndarm bezogene Allergien bzw. Dys-biosen
M.Popliteus	Gallenblase	Vit.A, F, Betain, Gallensalz	13,23, 33,43,	Gallenblase	Fixation untere / mittlere HWS
Hamstrings	Dickdarm	Vit.E, F, Betain-HCl, Kalzium, Magnesium	14,15, 24,25, 36,37, 46,47,	Rectum - End-darm	Sacrum inspiration assist fault, Sacrum expiration assist fault
M.Iliopsoas	Niere	Wasser, Vit.A, E, Nieren- und Bla-senmittel	11,12, 21,22, 31,32, 41,42,	Niere	Fixation occiput, SBB
M.Triceps Bra-chii	Milz / Pank-reas	Betainhydrochlo-rid, Zink, Vit.A, Pankreaskonzen-trat, Nucleopro-tein-extrakt	16,17, 26,27, 34,35, 44,45,	Pankreas – Bauchspeichel-drüse	Keine bekannten Zusammen-hänge
M.Sartorius	Pericard	Vit.C, B6, B12, B4, B, Tyrosin, Neben-nieren- Konzentrat, Mangan	18,28, 38,48,	Nebennieren	Subluxation im Steißbein

Abb. 9: Acht Regelkreise - Meridian-Muskel-Beziehungen

Als nächsten Schritt bauen wir das System der Regelkreise weiter auf. Wir können uns nun jeden einzelnen Regelkreis genauer anschauen und erforschen.

Link im Internet bei doc check mit Verlauf u. Funktion Info zur Testung: RL= Rückenlage / BL= Bauchlage	Meridian
http://flexikon.doccheck.com/de/Musculus_teres_minor RL; OA 45° Abduktion + Drehung am angewinkelten UA nach innen	Dreifach-Erwärmer
http://flexikon.doccheck.com/de/Ischiocrurale_Muskeln BL; US 15 -20 ° in Flexion + nach unten in die Streckung drücken	Dickdarm
http://flexikon.doccheck.com/de/Musculus_piriformis RL; OS ca. 70° Flexion im HG/ Knie gut 90° gebeugt + Rotation des OS über US mit Druck auf Innenseite der Ferse	Kreislauf-Sex-Perikard
http://flexikon.doccheck.com/de/Musculus_rectus_femori RL; Os in seine Achse in ca. 70° Flexion/US parallel zum Boden + Druck am OS nach kaudal	Dünndarm
http://flexikon.doccheck.com/de/Musculus_popliteus RL; Knie in Flex./Ferse auf Unterlage/Vorfuß nach oben und innen + Druck am Vorfuß von Innen nach Außen	Gallenblase
http://flexikon.doccheck.com/de/Musculus_subscapularis RL; OA 90° Abd. + Drehung am angewinkelten UA in Richtung Außenrotation	Herz
http://flexikon.doccheck.com/de/Musculus_rhomboideus_major RL; OA liegt angewinkelt am Thorax + Zug am OA-Ellenbogen in die Abduktion	Leber
http://flexikon.doccheck.com/de/Musculus_serratus_anterior RL; gesamte Arm in 90° Anteversion + Druck am UA streckseitig nach kaudal	Lunge
http://flexikon.doccheck.com/de/Musculus_biceps_brachii RL; OA liegt auf Unterlage/ UA in ca. 20° Flexion + Druck am UA in Richtung Unterlage	Magen
http://flexikon.doccheck.com/de/Musculus_latissimus_dorsi RL; gestreckter Arm am Körper + Zug am UA in die Abduktion	Milz-Pankreas
http://flexikon.doccheck.com/de/Musculus_psoas_major RL; Bein außen gedreht, gerade gestreckt, ca. 45° gehoben und Abgespreizt + Druck auf Innenseite OS diagonal nach außen-unten	Niere
http://flexikon.doccheck.com/de/Musculus_tibialis_anterior RL; Spitzfuß nach innen gedreht/liegendes Bein + Druck am Vorfuß von Innen nach Außen	Blase

Abb. 10: 12 Meridian assoziierte Regelkreise mit Information zur Muskeltestung

Zur besseren Übersicht und zum schnelleren praktischen Arbeiten fassen wir die 12 Regelkreise mit deren Beziehung zu Muskel, Tonisierungs(T)-/Sedierungs(S)-Punkt, Organ, Zahn und Stoffwechsel in Tabellen zusammen.

Meridian	Nährstoffe	Zähne
Magen T: Bl 66 S: Gb 41	Vit.B12 in Verbindung mit Magen- oder Leber-konzentrat, Vit.B6, B3, Betain-Hydro- Chlorid, Chlorophyll-Komplex, Duodenalkonzentrat, organisches Jod, homöopathische und pflanzliche NNH-Therapeutika, Vit.B, Riboflavin, Betain-HCL, Zink,Bi-Carbonate, Magentherapeutica, Vit. E, Niacin	16,17 26,27 34,35 44,45

Muskel	Organ	Bilaterale Schwäche
M.Digastricus	NNH, Kopflymphaticum	
M.Masseter		
M.Pterygoideus lat.		
M.Pterygoideus med.		
M.Temporalis		
Nackenextensoren		Als Gruppe: Fixation LWS,Unilateral in Rotation: Fixation SIG,Bilateral in Rotation: Fixation sacrum
MM.Scaleni		Cranial faults chron. Entzündung in NNH, generell HWS Probleme
M.Biceps Brachii	Magen	
M.Brachialis	Magen	
M.Brachioradialis	Magen	
M. Supinator	Magen	
M.Pectoralis Major (p.clavicularis)	Magen	Temporal Bulge, HCL-Mangel, Zink Mangel
M.Pronator Teres / Quadratus	Magen	
MM.Extensor Carpi	Magen	ICV offen
MM.Extensor digiti	Magen	
MM.Flexor Carpi	Magen	
M.Adduktor / Oppones Pollicis	Magen	
M.Palmaris Longus	Magen	
M.Flexor Pollicis	Magen	
M. Flexor Digitorium	Magen	
S.C.M. (m.sternoclei- domastoideus)		Cranial faults chron. Entzündung in NNH generell HWS

Abb. 11a: Meridian-Regelkreise – Magen

Meridian	Nährstoffe	Zähne
Milz T: Ni 10 S: Le 1	Milzkonzentrat, Vit.C, Calcium, Nucleoproteinextrakt Vit.A, F und Betain, ungesättigte Fettsäuren Pancreaskonzentrat, Zink, Selen, Betainhydrochlorid,	16,17 26,27 34,35 44, 45

Muskel	Organ	Bilaterale Schwäche
M.Trapezius (pars ascend./transvers.)	Milz	p.asc.: Fixation bei Th11/12, L1 p.trans.: häufig Vit.C Mangel
M.Latissimus Dorsi	Pankreas	Fixation im TLÜ Th11, 12, L1,Organ (Pankreas)
M.Triceps Brachii	Pankreas	

Abb. 11b: Meridian-Regelkreise – Milz

Meridian	Nährstoffe	Zähne
Niere T: He 8 S: MP 3	Vit.A, B, F, E, Riboflavin, Wasser, Kalcium, Nieren- und Blasenmittel	11,12 21,22 31,32 41,42

Muskel	Organ	Bilaterale Schwäche
M.Trapezius Pars Descendens	Auge Ohr	Generell HWS, Vit.F Mangel
M.Iliopsoas	Niere	Fixation occiput, SB?

Abb. 11c: Meridian-Regelkreise – Niere

Meridian	Nährstoffe	Zähne
Blase T: Dü 5 S: Ma 36	Vit.A, C, E, B1, B, E, Calcium, Kalium, Bioflavanoide, Valium, ucleoproteinextrakt, Nieren-und Blasenmittel	11,12, 21,22, 31,32, 41,42,

Muskel	Organ	Bilaterale Schwäche
M.Sacrospinalis	Harnblase	
MM.Extensor Hallucis	Harnblase	
MM.Peronaei	Harnblase	
M.Tibialis Anterior	Harnblase	

Abb. 11d: Meridian-Regelkreise – Blase

Meridian	Nährstoffe	Zähne
Lunge T: Le 1 S: He 8	Vit.C, Wasser, RNS, BetaCarotin, Lungenkonzentrat, Nucleoproteinextrakt Parahyroidkonzentrat, Nucleoproteinextrakt, Lungenkonzentrat, alle Faktoren des Calciumstoffwechsels	14,15 24,25 36,37 46,47

Muskel	Organ	Bilaterale Schwäche
Zwerchfell (Diaphragma)		
M.Levator Scapula	Nebenschilddrüse	
M.Serratus Anterior	Lunge	
M.Coracobrachialis	Lunge	Fixation sutura cruciata
M.Deltoideus	Lunge	Fixation CTÜ

Abb. 11e: Meridian-Regelkreise – Lunge

Meridian	Nährstoffe		Zähne
Dickdarm T: Gb 41 S: Dü 5	Vit.A, C, E, Vit.B12, D, Eisen, Folsäure, Acidophilus, Mutaflor, Bifidus, Vit. F, Betain HCL, Kalzium, Magnesium		14,15, 24,25, 36,37, 46,47,
Muskel	Organ	Bilaterale Schwäche	
M.Quadratus Lumborium	Appendix, Houstonklappe		
M.Tensor Fascia Latae (TFL)	Dickdarm	Anämie	
Hamstrings	Rectum	Sacrum inspiration assist fault, Sacrum expiration assist fault	

Abb. 11f: Meridian-Regelkreise – Dickdarm

Meridian	Nährstoffe		Zähne
Pericard/ Kreislauf- Sextus T: Lu 8 kontralat. S: Ni 10 kontralat.	Vit.C, B, B6, B12, B3, B4, Mangan, Tyrosin, Zink NebennierenKonzentrat, Vit. E, Niacin, Organextrakt der Reproduktionsorgane, Adrenalkonzentrat Nukleoprotein Konzentrat, Phasphatasen		18,28, 38,48,
Muskel	Organ	Bilaterale Schwäche	
M.Gracilis	Nebennierendrüse		
Adduktoren- Gruppe	Repoduktionsorgane		
M.Glutaeus Medius	Repoduktionsorgane		
M.Glutaeus Minimus	Repoduktionsorgane		
M.Tibialis Posterior	Nebennierendrüse		
M.Soleus	Nebennierendrüse		
M.Flexor Hallucis			
M.Glutaeus Maximus	Repoduktionsorgane	Fixation obere HWS	
M.Piriformis	Repoduktionsorgane	Chron. Unterleibsprozesse, DOBLER gibt Fixation im Kiefergelenk an	
M.Gastrocnemius	Nebennierendrüse		
M.Sartorius	Nebennierendrüse	Subluxation im Steißbein	

Abb. 11g: Meridian-Regelkreise – Pericard / Kreislauf-Sextus

Meridian	Nährstoffe		Zähne
3facher Erwärmer T: Di 1 kontralat. S: Bl 66 kontralat.	Schilddrüsensubstanz o. Nucleoproteinextrakt, organisches Jod, Kupfer,Tyrosin, Zink,Thymuskonzentrat, Vit. A, Vit. C		18,28 38,48
Muskel	Organ	Bilaterale Schwäche	
M.Teres Minor	Schilddrüse		
M.Infraspinatus	Thymus		

Abb. 11h: Meridian-Regelkreise – 3fach Erwärmer

Meridian	Nährstoffe		Zähne
Herz T: Lu 8 S: Ni 10	Vit.E, B2, B3,CoQ10, Herz-Konzentrat,Carnitin, Nucleo-Proteinextrakt		18,28 38,48
Muskel	**Organ**	**Bilaterale Schwäche**	
M.Subscapularis	Herz	Fixation Sternum	

Abb. 11i: Meridian-Regelkreise – Herz

Meridian	Nährstoffe		Zähne
Dünndarm T: Di 1 S: BL 66	Vit E, D3, CoQ10, Darmmittel, Calzium, Vit.C, B-Komplex,		18,28 38,48
Muskel	**Organ**	**Bilaterale Schwäche**	
Bauchmuskulatur	Dünndarm	Sutura saggitalis, ICV geschlossen	
M.Quadriceps Femoris	Dünndarm		
M.Rectus Femoris	Dünndarm	Dünndarm bezogene Allergien bzw. Dysbiosen	

Abb. 11k: Meridian-Regelkreise – Dünndarm

Meridian	Nährstoffe		Zähne
Leber T: MP 3 S: Lu 8	Kupfer, Vit.A, B3, B Kompl., Cholin, Methionin, Taurin, Lebertherapeutika, Leberkonzentrat, Gallensalz		13,23 33,43
Muskel	**Organ**	**Bilaterale Schwäche**	
M.Rhomboideus Major & Minor	Leber		
M.Pectoralis Major p.sternalis	Leber		

Abb. 11l: Meridian-Regelkreise – Leber

Meridian	Nährstoffe		Zähne
Gallenblase T: Ma36 S: D 1	Vit.A, F, Betain, Gallensalz		13,23, 33,43,
Muskel	**Organ**	**Bilaterale Schwäche**	
M.Popliteus	Gallenblase	Fixation untere / mittlere HWS	

Abb. 11m: Meridian-Regelkreise – Gallenblase

44

Bei Bedarf können wir die Emotionen der Tabelle Abb. 6 für die mental-geistige Ebene hinzufügen. Die Tabellen der Abb. 11 a-m sind die Grundlage der Arbeit mit der KörperInformatik.

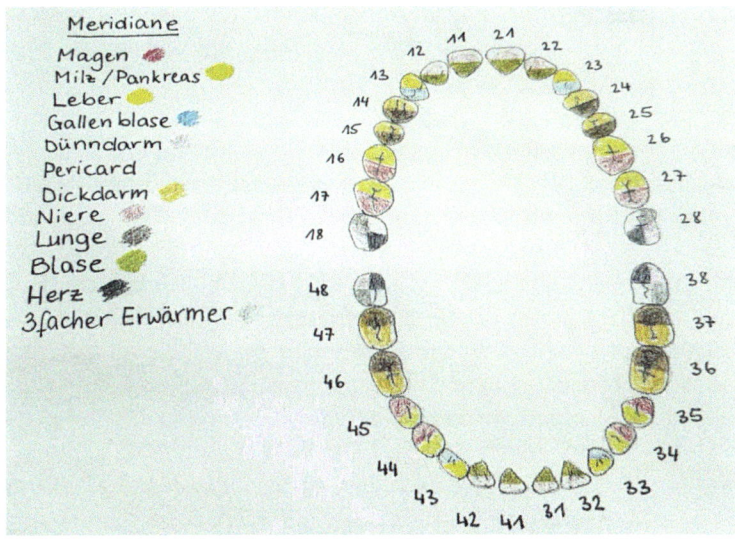

Abb. 12: Korrelation der Zähne zu den Regelkreisen

III. Verwertungsstörungen

Bereits sehr früh wurden von dem Chiropraktiker und Kinesiologen Riddler die Riddler's nutritional reflexes beschrieben.[29] Später wurden diese Punkte von Sissi Karz erneut aufgenommen und mit der Bioresonanz von Bicom der Firma Regumed verbunden. Es gibt unterschiedliche Sichtweisen und Interpretationen zu den von Sissi Karz angewandten „Nährstoffpunkten".[30] Ohne auf diese Ausführungen einzugehen, stelle ich meine Interpretation vor: Eine positive TL zu einem der von mir als Verwertungsstörung bezeichneten Punkte mit gleichzeitigen Challenge durch den entsprechen-

---

[29] www.synergistickinesiology.com/wp/applied-kinesiology/nutrition-response-testing/

[30] www.bicom.at/bicom/literatur/naehrstoffhaushalt-und-allergien/

den Stoff zeigen eine Verwertungsstörung an. Wird die TL zu dem Verwertungsstörungspunkt von Vitamin B12 durch den Stoff Vitamin B12 aufgehoben, kann von dem Beweis für das Vorliegen einer Verwertungsstörung von Vitamin B12 ausgegangen werden. Es liegt dann nach meiner Interpretation ein funktioneller Mangel von Vitamin B12 bei Störung einer nicht genau-definierten Art vor. Der Stoff z. B. Vitamin B12 oder Vitamin C steht auf Grund einer oder mehrerer Störungen in der „Software" der Zellen nicht in genügender Menge und/oder nicht in der benötigen Form/gebrauchten-benötigten Zustand zur Verfügung. Meiner Vorstellung nach kann der Stoff zum Beispiel im Bindegewebe oder an einem anderen Ort in hoher Konzentration vorliegen und gleichzeitig intrazellulär ein Mangel vorliegen. Weil insgesamt, global auf den Körper bezogen kein Mangel vorliegt, ist das Verabreichen des Stoffes nicht notwendig. Gehen wir von einer modernen wissenschaftlichen Physiologie unter Einbeziehung des elektromagnetischen Feldes im Körper aus, so ist die Existenz eines BodyWideWeb(BWW) zumindest als Metapher logisch. Dann ist die Frequenz der Verwertungsstörung das Passwort für den Zugang des betreffenden Stoffes zum W-LAN des Körpers. Ohne das passende Passwort, die passende Frequenz, ist der betreffende Stoff nicht korrekt eingeloggt und wird vermindert bis gar nicht verwertet. Eine Frequenztherapie kann die Störung aufheben. Die Therapie eines Verwertungsstörungspunktes erfolgt mit Frequenzen der Hand und/oder eines Bioresonanzgerätes. Sissi Karz gibt ihren Patienten keine Nahrungsergänzung, keine Supplements; sie arbeitet nur noch über die Nährstoffpunkte. Nach meiner Erfahrung können sehr viele Stoffe durch die Behandlung der Verwertungsstörungs-Punkte eingespart werden.

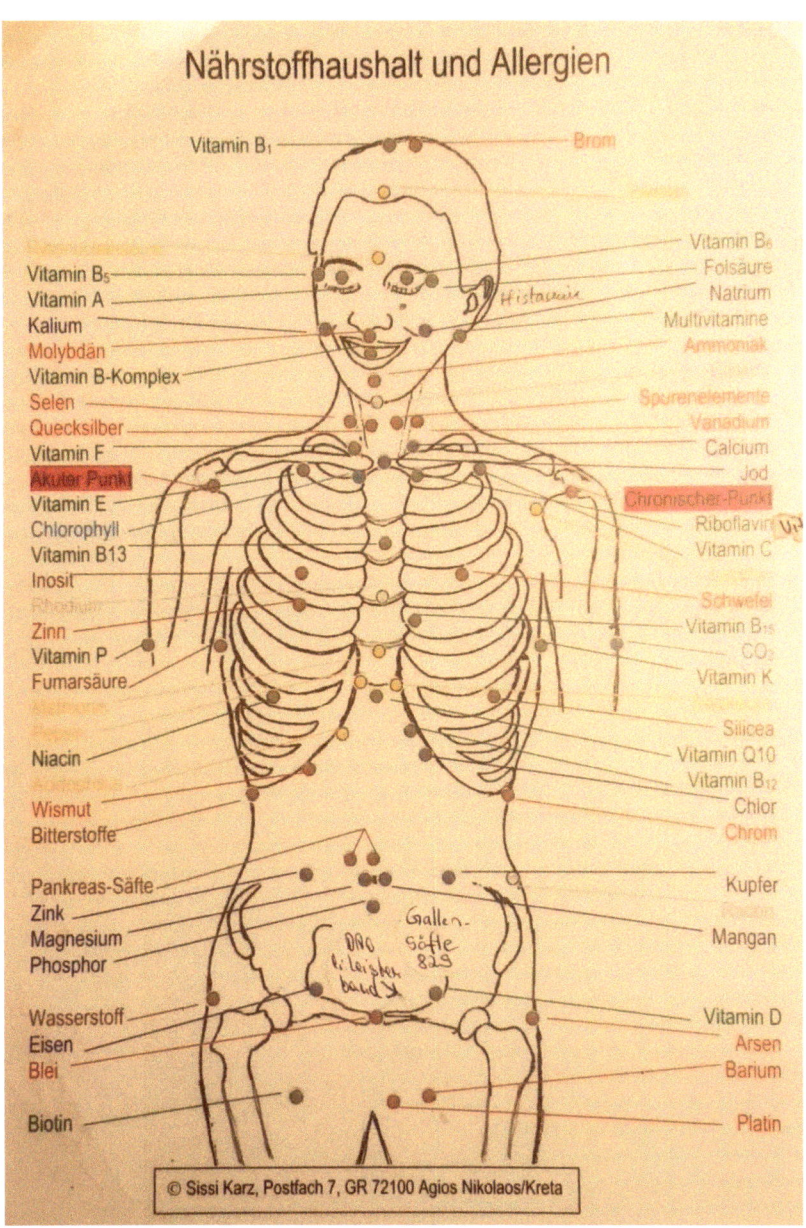

Abb. 13: Die Verwertungsstörungspunkte (mit freundlicher Genehmigung von Sissi Karz)

C. Praxis der Akuttherapie in der Sprechstunde

I. Das Programmsystem der Grundregulation – Das „Betriebssystem" im NetzwerkMensch?

Die Grundregulation im NetzwerkMensch ist eine Erweiterung des Systems der Grundregulation nach Pischinger. Die Grundregulation ist ein übergeordneter Teil der Gesamtregulation im NetzwerkMensch. Erinnern wir uns an die Extrazelluläre Matrix und das „System der Grundregulation" nach Pischinger[31]: „Kleinster gemeinsamer Nenner des Lebens ist im Wirbeltierorganismus die Triade aus Kapillargefäßen, Matrix und Zelle."[32] Die erweiterte Grundregulation im NetzwerkMensch vereinigt jetzt alle neuronalen, endokrinen-hormonellen und elektromagnetischen Regulationsmechanismen im NetzwerkMensch. Die gesamte lebende Matrix[33] mit den in ihr stattfindenden chemischen Prozessen ist das histologische und biochemische Korrelat der Regulationsmechanismen des menschlichen Körpers. Hinzu kommen jetzt die Funktionen der energetischen und der informatorischen Ebenen des elektromagnetischen Feldes- der informierten Energie des EMF.

Das Betriebssystem eines Computers ist die Software, die den gesamten Computer, dessen Komponenten und auch die Software kontrolliert und steuert.[34] Fehler und Störungen des Betriebssystems können sich deshalb auf alle Funktionen des Computers auswirken und hier vor allem die Zuverlässigkeit der erwarteten Resultate der Arbeitsprogramme negativ beeinflussen. Wenn wir die Metapher des Quantencomputers für den Körper zulassen, können wir daraus folgern, dass es in den Softwaresystemen von Lebewesen eine Art grundlegendes, übergeordnetes „Betriebssystem" gibt. Bei jedem PC werden die Arbeitsprogramme unzuverlässig, sobald Störungen des Betriebssystems vorliegen. Deshalb könnte es wichtig sein, das Betriebssystem der KörperInformatik im NetzwerkMensch zu identifizieren, um damit wichtige Erkenntnisse über das individuelle Gesamtsystem zu erhalten und anschließend diese Störungen beheben zu können. Denn das hätte zur Folge, dass die „Arbeitsprogramme" und insbesondere auch die energetischen Testungen selbst zuverlässiger werden. Dies fiel mir bei den

---

[31] im Abschnitt 2.2.1 A von „NetzwerkMensch"
[32] Oschman, 2006; S.52
[33] siehe Abschnitt 2.2, S.142 in NM
[34] http://www.netzwelt.de/software/betriebssystem.html

Testungen mit dem Muskeltest auf: Die Testergebnisse waren weniger zuverlässig, wenn ich die von mir definierte Grundregulation vorab außer Acht gelassen hatte; und die Muskeltestungen wichen mitunter stark voneinander ab, je nachdem ob die Grundregulation ausgeglichen war oder nicht. Welche Bereiche werden bei der Kontrolle der Grundregulation berücksichtigt?

Aufgrund meiner Erfahrungen in der Praxis stellt das ca. 3.000 Jahre alte Meridiansystem der Akupunktur das älteste beschriebene elektronische System sowohl im Sinne einer dissipativen Struktur des elektromagnetischen Feldes des Körpers als auch im Sinne einer Software im Körper dar. Es wird heute noch - im Gegensatz zum System der Nadis des Yoga-Ayurveda - weit verbreitet angewandt. Nach meinen Beobachtungen ist das Meridiansystem der Traditionellen Chinesischen Medizin unbedingt am „Betriebssystem" der „Systemsoftware" im NetzwerkMensch beteiligt. Das Meridiansystem ist somit auf jeden Fall ein Teilaspekt, den es bei der erweiterten Sicht der Grundregulation zu beachten gilt. Die Störungen der Meridiane sind in den Lehrbüchern der Applied Kinesiology von Wolfgang Gerz und Hans Garten beschrieben – „URS" (von Uhren/Ringe/Schmuck) und „Switch". Das Meridiansystem ist ein hochsensibles System. Bei Vorliegen einer energetischen Störung eines Meridians (zu wenig oder zu viel Chi) wirken sich Berührungen mit Uhren, Ringen und Schmuck (URS) störend in der Grundregulation und auf die nachfolgende Testung aus. Dann beginnt sich das zu drehen, was ich „Karussell der Meridiane" nenne. Da die Meridiane über die Regelkreis mit den Muskeln verknüpft sind, verändern sich deren Ansteuerungen und somit auch die Testergebnisse. Ein URS kann die Testung mit dem Muskeltest erheblich verändern und zu falschen Interpretationen führen. Blockaden in der Grundregulation können sich so auf die gesamte Testung und damit auf die Therapie auswirken. Daher werden diese Störfelder und -herde in anderen Bereichen auch als „Therapieblockaden" bezeichnet. Solche Blockaden der Therapie sollten sinnvollerweise zu Beginn beseitigt werden, nicht zuletzt auch, um Zeit und Kosten einsparen zu können.

Die wissenschaftlichen Grundlagen der Grundregulation des Zellstoffwechsels veröffentlichte Prof. Dr. Dr. J. Schole 2001 in seinem Buch „Regulationskrankheiten, Versuch einer fachübergreifenden Analyse". Er wies nach, dass eine Regulation des Zellstoffwechsels nur dann möglich ist, wenn Kortisol (Nebenniere) und Thyroxin (Schilddrüse) als katabol wirkende Hormone gemeinsam mit dem anabol wirkenden Somatropin (dem Wachstumshormon des Hypophysenvorderlappens) ausgewogen sind. Die Ausgewogenheit der katabolen und anabolen Komponenten wird als „Basisregulation des Stoffwechsels bezeichnet"[35] In dem „System der Grundregulation im NetzwerkMensch" wird sie als „metabolische Basisregulation" bezeichnet.

Die „kraniosakrale Physiologie" wurde sehr stark von George Goodhart, dem Vater der Applied Kinesiology, beeinflusst. Das kraniosakrale System [36] stellt in der strukturellen Ebene das Sammelbecken von Störungen aller Ebenen des gesamten Organismus dar.[37] Eine ausgeprägte Störung des kraniosakralen Systems ist an der Blockade des sphenobasilaren Gelenks erkennbar. Das Kraniosakrale System ist über das sphenobasilare Gelenk der Schädelbasis somit ein guter Indikator in der strukturellen Ebene für Regulationsstörungen im NetzwerkMensch. Ein weiterer Unsicherheitsfaktor bei der Muskeltestung ist eine stark erniedrigte Energie-ATP- Energiebereitstellung auf der zellulären Ebene durch die Mitochondrien. Auch wenn dies in der Gesamtregulation im NetzwerkMensch keine Störung verursacht. Dieser ATP-Mangel ist sehr häufig und macht die Muskeltestung extrem unsicher.

Die Berücksichtigung der Grundregulation (des „Betriebssystems") führte zu einer höheren Zuverlässigkeit der Muskeltestungen und damit zu einer Verbesserung der Erfolgsrate bei der Behandlung meiner Patienten. Die Funktionsstörungen, die eine Auswirkung in der Grundregulation haben, können auch vorliegen, ohne zwangsläufig die Grundregulation zu beeinträchtigen. Stellen diese Störungen aber Blockaden in der Grundregulation dar, so sind sie individuell wichtige Themen mit hoher Priorität. Beispiele von Störungen dieser Art sind Narbenstörungen und Nahrungsmittelunverträglichkeiten, Vitaminmangel und psychische Belastungen. Mit der Erweiterung der Grundregulation haben wir das histologisch-biochemische System der Grundregulation von Pischinger und Heine einerseits in der strukturellen Ebene auf die gesamte lebende Matrix erweitert; andererseits er-

---

[35] Schole, 2001⬚

[36] Der Schädelknochen mit der Schädelbasis (cranium) und das Kreuzbein des Beckens (sacrum) bilden zusammen mit der Wirbelsäule das ‚kraniosakrale System'

[37] Cohen, 1999

fasst das System der Grundregulation nun auch die Funktionen der metabolischen, energetischen, informatorischen und der elektromagnetischen Ebenen im NetzwerkMensch.

Das System der Grundregulation

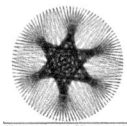

Dr. med. Ori Wolff

Das „Betriebssystem" im NetzwerkMensch

Störung	Durch / Def.	Diagnose	Therapie	Ebene
Metabolische Basisregulation	Nebenniere, Schilddrüse Hypothalamus	TL der Organe	Selen	metabol.
U R S	Empfindlichkeit von Meridianen der pripher. Extremitäten + Ohr	TL zu Schmuck	Entfernen	elektro-magnetische
SWITCH	„Kurzschluß" Ni 27 und Nabel	Narben, Histamin-NM, Vitamine, Psyche	Procain, Histamin-NM, Vitamin, Bachblüten	elektro-magnetische
Cra Sac System	Sphenobasilar Block	Challenge	Sphenobasilar Block	strukturelle
Geopathie	Elektrosmog, Störungen des magnet. Erdfeldes	TL MP 3A	Silicae + Phosphoros	elektro-magnetische
ATP-Mangel	Mitochondraler Q 10 Mangel	Dysreaktion M. subskap. Test Indikatorm. ca. 10 mal	Q10	metabol.

Abb. 14: Die erweiterte Grundregulation im NM

Durch die zu Beginn der Diagnostik und Therapie durchgeführte Untersuchung der Grundregulation werden zum einen die darauf folgenden Testungen zuverlässiger; zum anderen kann eine Vielzahl von Informationen gewonnen werden, die hohe Priorität haben und die für den weiteren Therapieverlauf relevant sind. Die schnell durchführbare Untersuchung der Grundregulation bietet dem Patienten und dem Therapeuten zugleich einen passenden Schlüssel zum Verständnis des individuellen Systems des Patienten und eine größere Sicherheit und Zuverlässigkeit der Ergebnisse.

II. Barfuß- EAV und Ein-Punkt-Akupunktur

Die EAV basiert auf den **Grundlagen der Akupunkturlehre, Meridiane** und der **TCM**. Die EAV vereint dieses Wissen mit der Homöopathie. Sie gibt Hinweise auf Störungen im Körper. Das Motto der EAV ist „Vom Symptom zur Ursache". Zur Ermittlung von Belastungen kommen Nosoden zum Einsatz.[38]

In der Diagnostik der Ein-Punkt-Akupunktur verwenden wir die „Barfuß-EAV". Wir benutzen wie in der EAV die Meridianendpunkte an Händen und Füßen. Hier benutzen wir jedoch die TL.

Erster Schritt: Zur Identifizierung einer Störung eines Regelkreises wird an den Meridianendpunkten (MEP) eine positive TL gesucht.

Zweiter Schritt: Abhängig vom Ansteuerungmodus (hypo- oder hyper-reaktiv) des getesteten Muskels des dysreaktiven Regelkreises wird eine TL zu dem dem Meridian entsprechenden(tonisierenden oder sedierenden) Akupunkturpunkt mit einem Finger oder einem Magneten gehalten- siehe Tabelle in Abb. 16.

Es folgt die Kontrolle:

Sind die dysreaktiven Muskeln jetzt normreaktiv (ausgeglichen)?

Sind alle Meridiane ausgeglichen? Bei Störungen in mehr als einer Schicht, wird trotz TL zum therapeutischen meist Tonisierungs-, seltener Sedierungs-punkt erneut eine TL zu einem der MEP testen.

Dieses Verfahren muss wiederholt werden, bis keine Auffälligkeit im Meridiansystem nachweisbar sind.

---

[38] www.besdt.de/was-ist-eav/definition/

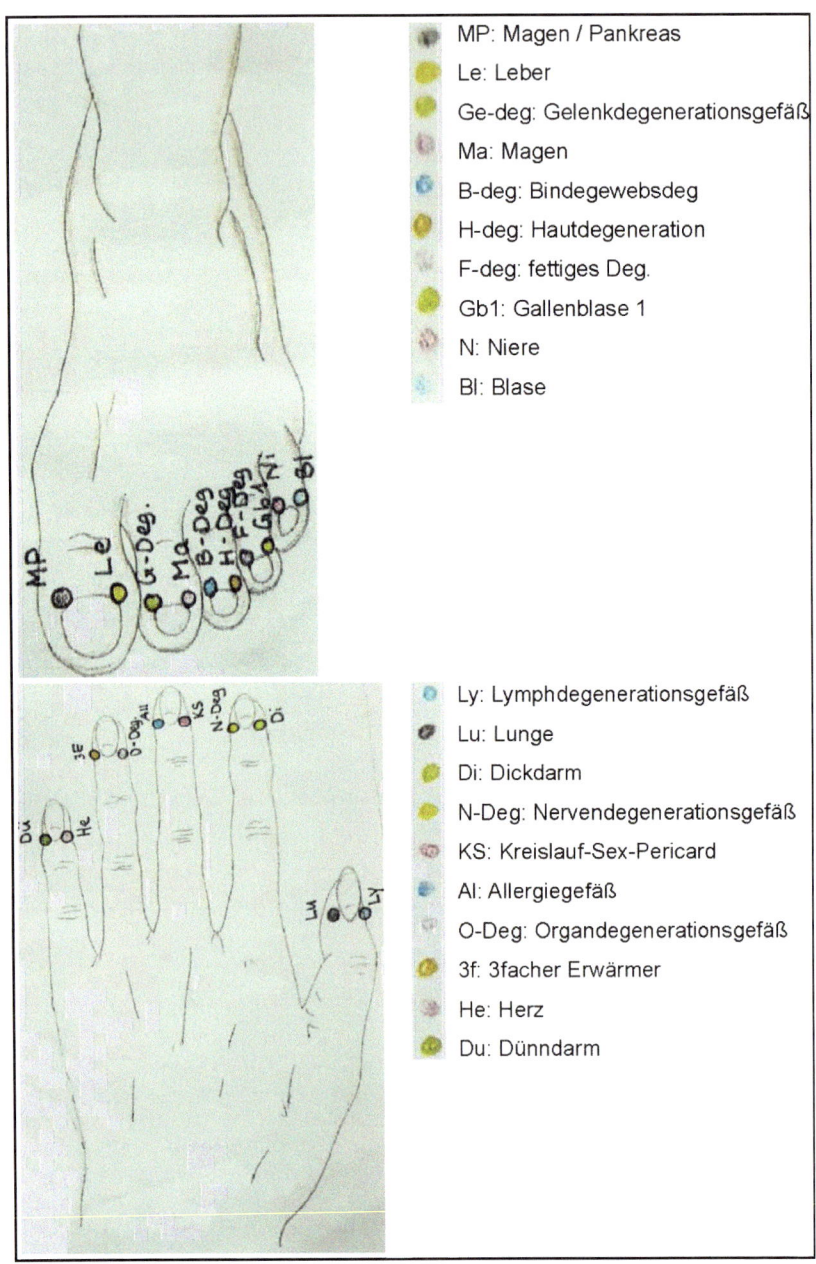

MP: Magen / Pankreas

Le: Leber

Ge-deg: Gelenkdegenerationsgefäß

Ma: Magen

B-deg: Bindegewebsdeg

H-deg: Hautdegeneration

F-deg: fettiges Deg.

Gb1: Gallenblase 1

N: Niere

Bl: Blase

Ly: Lymphdegenerationsgefäß

Lu: Lunge

Di: Dickdarm

N-Deg: Nervendegenerationsgefäß

KS: Kreislauf-Sex-Pericard

Al: Allergiegefäß

O-Deg: Organdegenerationsgefäß

3f: 3facher Erwärmer

He: Herz

Du: Dünndarm

Abb. 15: Meridian-Endpunkte Hand und Fuß

Die Ein-Punkt-Akkupunktur
modifiziert nach AKMT
Enkel-E.p.-Tonisierung/Großmutter-E.p.-Sedierung

Dr. med. Ori Wolff

	Tonisierungs-punkt	Sedierungs-punkt
Dünndarm (rectus femoris)	Dickdarm 1	Blase 66
Herz (subskapularis)	Lunge 8	Niere 10
Magen (PMC)	Blase 66	Gallenblase 41
Milz / Pankreas (Latissimus)	Niere 10	Leber 1
Lunge (Deltoideus)	Leber 1	Herz 8
Dickdarm (TFL)	Gallenblase 41	Dünndarm 5

	Tonisierungs-punkt	Sedierungs-punkt
Gallenblase (popliteus)	Magen 36	Dickdarm 1
Leber (PMS)	MP 3	Lunge 8
Blase (tibiales ant.)	Dünndarm 5	Magen 36
Niere (Ileopsoas)	Herz 8	MP 3
Kreislauf/Sex / Perikard (piriformis)	LU 8 kon. lat.	Ni 10 kon. lat.
3E (Teres minor)	Di 1 kon. lat.	Bl 66 kon. lat.

Abb. 16: Die Ein-Nadel-Akupunktur – angelehnt an AKMT

Tonisierung und Sedierung: ausschlaggebend ist der Modus des zugeordneten Muskels: Ein Hyporeaktiver Muskel braucht eine Tonisierung seines zugeordneten Meridians – Ein hyperreaktiver Muskel braucht eine Sedation.[39]

Beispiel: positive TL zum MeridianEndPunkt Leber. PMS ist hyperreaktiv und wird am Sedations-Punkt (Enkelpunkt des Lebermeridian) Lu8 therapiert. Danach erfolgt eine Kontrolle: Ist das gesamte Meridiansystem ausgeglichen? Oder testet ein anderer MEP positiv? Und ist deshalb ein anderer Punkt notwendig. Ist der endgültige Akupunkturpunkt festgelegt, werden alle vorher dysreaktiv getesteten Muskeln nachgetestet und sollten jetzt normreaktiv sein.

Gelegentlich sind mehrere Schichten des Meridiansystems gestört. Dies können bis zu fünf Schichten hintereinander sein.[40]

---

[39] Burtscher/Eppler-Tschiedel/ Gerz/Suntinger: „AK-Meridiantherapie (AKMT)" im AKSE-Verlag

[40] Siehe auch Kapitel 1.4.2 „Dynamik, Schichtenmodelle und dissipative Strukturen" in NetzwerkMensch, S. 85

III. Impuls in der „Software"

Neurofunktionelle Integration

Die Behandlung mit der *Neurofunktionellen Integration* ist eine Weiterentwicklung verschiedener Techniken der Manual Medizin, wie der Osteopathie, und der Regulationsmedizin, wie dem NIS (Neurologic Integrative System), auf der Basis der aktuellsten Erkenntnisse der Natur- und Neuro-Wissenschaften. Die Neurofunktionelle Integration wird zur Diagnostik und Behandlung funktioneller und regulatorischer Störungen in allen Körper Systemen eingesetzt. Mit Neurofunktioneller Integration diagnostiziert und behandelt man die neurologischen Störungen hinter den Symptomen. Diese werden gerne auch als funktionelle Störungen bezeichnet.

Die Bedeutung des Nervensystems zeigt sich durch mehrere Aspekte

Regulation aller Körpersysteme

Das Nervensystem ist an der Regelung und Steuerung aller Funktionen des Körpers beteiligt. Ob es sich dabei um die Steuerung der Muskeln oder die Steuerung der Organe handelt, ob es die Regulation der Hormone oder die Regulation des Immunsystems ist, ob kognitive oder emotionale Mechanismen, immer spricht das Gehirn ein Wörtchen mit oder übernimmt die vollständige Regie.

Koordination der Körpersysteme

Das Nervensystem reguliert die Interaktion der Körpersysteme untereinander. Wenn ich mich bewege, brauche ich mehr Sauerstoff, wenn ich ruhe, kann der Stoffwechsel gesenkt werden. Viele Prozesse im Körper greifen ineinander oder laufen parallel ab. Das Nervensystem empfängt Informationen aus allen Teilen des Körpers und kann somit das komplexe Zusammenspiel dirigieren.

Interaktion mit der Umwelt

Das Nervensystem ist dafür verantwortlich, dass die innere Regulation an die ständigen Veränderungen der Umwelt angepasst werden kann und eine Interaktion mit der Umwelt zur Stillung der körperlichen und emotionalen Bedürfnisse möglich ist.

Auf Grund dieses wichtigen Beitrags des Nervensystems zur Funktion des Körpers und damit zur Erhaltung der Gesundheit ist es naheliegend, es bei allen therapeutischen Überlegungen und Behandlungen mit einzubeziehen.

„Der menschliche Körper ist ein komplett integriertes System. Und so sollte er auch behandelt werden."

„Das Gehirn steuert und koordiniert alle Körperfunktionen. Deshalb ist es naheliegend, die Funktion des Nervensystems bei Störungen der Körperfunktion zu untersuchen und zu behandeln."[41]

Dr. Philip Eckardt

Die erweiterte Injury-Recall-Technique (IRT) der Applied Kinesiology

Chronische Verletzungsmuster können unbemerkt die Ursache immer wiederkehrender Gesundheitsstörungen bilden. Alte Verletzungsmuster könne mit der IRT als Ursache chronischer Beschwerden erkannt und behandelt werden.

In diesem Konzept repräsentiert ein Verletzungsmuster einen persistierenden Fluchtreflex, der an den Bereich der ursprünglichen Verletzung gekoppelt ist. Ähnlich einem psychischen Trauma kann es auch auf der körperlichen Seite zu einer Speicherung eines Verletzungsereignisses kommen. Dieses bleibt trotz einer länger zurückliegenden Verletzung im Nervensystem als aktuelles Ereignis präsent und kann jederzeit den Impuls zu einem Fluchtreflex produzieren, der mit dem normalen Bewegungsmuster in Konflikt steht und so eine muskuläre Instabilität verursacht. Dieser Mechanismus bildet die Ursache für weitere Verletzungen und Gesundheitsstörungen.

Solche Verletzungsmuster können neben den unmittelbaren neuromuskulären Effekten auch biochemische und emotionale Aspekte beinhalten und stellen einen körperlichen Ankerpunkt für diese Störungen dar („Embodiment"). Ohne eine spezifische Behandlung zur Auflösung und Integration solcher Verletzungsmuster sind die assoziierten Gesundheitsstörungen nicht vollständig und dauerhaft behandelbar.[42]

_____

[41] Zitate von der Webseite „www.neurolog.de"
[42] Zitate von der Webseite www.ak-seminare.com/irt#was

NM-Interpretation der IRT: In einem Bild (Metapher) entspricht das Trauma einer Billardkugel und der Körper einem dreidimensionalen Billardspiel. Die Traum-Billardkugel gibt dem Körper von innen schädliche Impulse, die nachfolgend Muster der Schädigung im System hinterlassen. Über das Meridiansystem, das diese Schäden gespeichert hat, können schrittweise die Schäden des Traumas aufgefunden und therapiert werden.

Sowohl die Neurologische Integration als auch die Interpretation der Applied Kinesiology nutzt das materialistisch-reduktionistische Bild der Neuro-Muskulären Reflexe mit Struktur, Chemie und Psyche sowie Informationstransfer mit Nerven. Der Gesichtspunkt des Feldes findet bei beiden keine Berücksichtigung.

NM-Kommentar: Störungen in der Software werden gefunden und in der Neurologie zugeordnet sowie therapiert/integriert. Anm.: Die Nervenleitgeschwindigkeit von max. 100 – 120 m/sec ist nicht schnell genug, um die parallelen, schnellen Abfolgen zum Beispiel von Muskelbewegungen zu koordinieren. Die Lichtgeschwindigkeit von 300.000 km/sec des EMF eignet sich eher, um diese Phänomene zu erklären.

Die Einteilung erfolgt nach Lloyd und Hunt (in römischen Ziffern), sowie Erlanger und Gasser, wobei die Bezeichnungen nach Lloyd und Hunt sich nur auf afferente Leitunsbahnen beziehen. In der Literatur finden sich daher teilweise unterschiedliche Bezeichnungen für ein und denselben Typ Nerv.

Faserklasse	myelinisiert (markhaltig)	Leitungsgeschwindigkeit (m/s)	Vorkommen
Aα (I)	+ +	80-120	α-Motoneurone, Muskelspindelafferenzen
Aβ (II)	+ +	40-70	Mechanoafferenzen der Haut
Aγ	+	30-40	Muskelspindelefferenzen
Aδ (III)	(+)	10-30	Thermoafferenzen, nozizeptive Afferenzen ("erster", heller Schmerz)
B	(+)	5-20	präganglionäre vegetative Fasern
C (IV)	-	0,5-2	postganglionäre afferente Fasern, nozizeptive Afferenzen ("zweiter", dumpfer Schmerz)

Abb. 17: Leitungsgeschwindigkeit von Nervenfasern sind unterschiedlich; sie hängen vornehmlich vom jeweiligen Kaliber des Nervenzellfortsatzes (Axon) und der besonderen Ausbildung einer Gliazellumhüllung (Myelinscheide) ab. Beim Menschen leiten dünne unmyelinisierte (marklose) Nervenfasern mit etwa 1 m/s, dicke und myelinisierte (markreiche) Fasern mit rund 100 m/s deutlich schneller. (Wikipedia)

Ein weiteres der vielen Verfahren auf dem Gebiet der „Software-Arbeit ist die EFT.

Stark vereinfachtes Fließdiagramm der EFT

zur EDxTM (Energy Diagnostics and Treatment Methods) nach Dr. Fred Gallo/ auch ‚Emotional Freedom Technik'

Prinzip

Dr. Gallo orientiert sich an das Konzept der Akupunktur. Die zu behandelnden Probleme stehen in Zusammenhang mit Prozessen, "Energie-Blockaden" genannt. Emotionaler Stress und anderer Stress durch Gedanken kann im feinstofflichen Energiesystem als Blockierung diagnostiziert werden. Emotionen und Gedanken, die mit der körperlichen Ebene koppeln führen zu Dysbalancen. Die Blockaden werden mit dem kinesiologischen Muskeltest im Meridiansystem ermittelt und durch Berührung der getesteten Akupunkturpunkte gelöst.

Vorbereitung

1. Überkreuzsitzen, Augen zu, tief in den Bauch atmen, Zunge am Gaumen
2. Augenübung „liegende 8"
3. Tapping der Nasenflügel

Einloggen

Nennen Sie Ihr Thema, Ihr Symptom oder das, was Sie im Moment belastet. Bestimmen Sie eine Wertung zwischen 0 (ist nicht da, berührt mich nicht) und 10 (stört mich massiv, schmerz sehr stark) ein.

Wunder Punkt – Selbstakzeptanz

Sprechen Sie zur psychologischen Umkehrung einen Einstimmungs- oder Affirmationssatz wie z. B.: „Auch wenn ich dieses Problem habe, liebe und akzeptiere ich mich voll und ganz." Dabei berühren Sie mit der linken Hand einen Punkt auf der oberen, linke Seite der Brust, indem die Hand kreisend von innen nach außen massiert. Die richtige Stelle ist manchmal ein bisschen empfindlich. Wiederholen Sie während des Massierens 3x Ihren Einstimmungssatz.

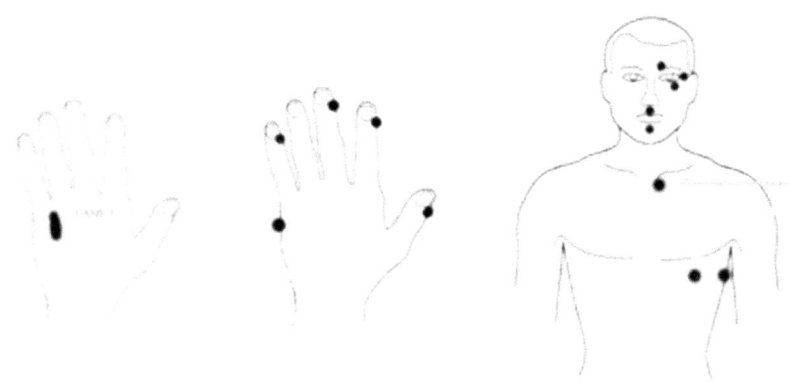

Abb. 18: Emotional Freedom Technik (EFT)

Zwischenentspannung – Dabei den Integrationspunkte am Handrücken beklopfen

- Öffnen Sie die Augen.
- Schauen Sie nach links unten auf den Boden.
- Schauen Sie nach rechts unten auf den Boden.
- Lassen Sie die Augen im Uhrzeigersinn langsam wandern und dann gegen den Uhrzeigersinn.
- Summen Sie für 6–8 Sekunden eine Melodie.
- Zählen Sie laut von 7 rückwärts bis 0.
- Summen Sie noch einmal die Melodie.

Kontrolle

Intensität des Problems auf der Skala 1-10?

Abhängig von dem jeweiligen Ergebnis, kann dieser Ablauf beliebig oft wiederholt werden.

Abschlussentspannung wie Zwischenentspannung

Literatur unter https://www.dr-michael-bohne.de/bohnes-buecher.html

NM – Vorgehensweise

Die Diagnostik erfolgt mit einer einfachen TL zu einem Verwertungsstörungspunkt oder einer anderen Störung (Narben, Zahn, ...) als Ausgangssituation. Anschließend ändert sich durch Doppel - TL zu einer neurologischen Struktur die Ansteuerung des Indikatormuskels (wie bei „Neurologischer Integration"). Bei Halten einer dritten TL an einer zweiten neurologischen Struktur wechselt die Ansteuerung erneut. Diese drei Strukturen werden dann in der Therapie integriert.

Therapie ist mit Hilfe von Frequenzen möglich: mit der Frequenz der Handbewegung (tapping) des Therapeuten an einer TL der vorgenannten Strukturen.

IV. Kranio-Sakraler Screen: handmode-Testung-Impuls

Abhängig von TL, Stellung der Hände („Handmode"), Atemexkursion und Drehung des Kopfes wird eine Diagnostik durchgeführt. Anschließend werden mit leichten Manipulationen die dargestellten Fehlstellungen und Blockierungen korrigiert.

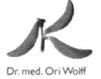 **Der Cranio-Sacral-Screen in BL(+in RL)**
Hamstring ist Indikatormuskel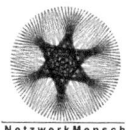

Dr. med. Ori Wolff

NetzwerkMensch

	handmode	Testung
TLÜ	Therapeutenhand	TL
universal flt.	Therapeutenhand	TL + Drehung re/li
sacral wobb.	beide Hände gefaltet auf sacrum	Kopfdrehung re/li
CAT I	je 1 Hand flach auf ISG	danach: NL (quadratus lum.+ piriformis)
internal flt.	1 Hand flach auf ISG betroffene Seite	Inspiration
external flt.	1 Hand flach auf ISG betroffene Seite	Expiration
CAT II	1 Hand flach auf ISG betroffene Seite	danach: NL (sartorius)
insp.sacr.flt.	--	Stärkung durch Inspiration
exp.sacr.flt.	--	Stärkung durch Expiration

Abb. 19a: Testung und Diagnose im Kranio-Sakralen-System

Der Cranio-Sacral-Screen in BL(+in RL)
Hamstring ist Indikatormuskel

Dr. med. Ori Wolff

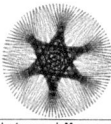

NetzwerkMensch

	Testung	Impuls
TLÜ	TL	Kreuzgriff
universal flt.	TL + Drehung re/li	Drehung in stärkende Richtung
sacral wobb.	Kopfdrehung re/li	Drehen und Kippen des sacrum
CAT I	danach: NL (quadratus lum.+ piriformis)	Kreuzgriff: Beckensch. ventralisieren
internal flt.	Inspiration	„Tür auf"
external flt.	Expiration	„Tür zu"
CAT II	danach: NL (sartorius)	Kreuzgriff: Beckensch. dorsalisieren
insp.sacr.flt.	Stärkung durch Inspiration	sacrum caudal in Inspiration
exp.sacr.flt.	Stärkung durch Expiration	Sacrum cranial in Expiration

Abb. 19b: Testung und Therapie im Kranio-Sakralen-System

D. Nachhaltige Therapie: Weitere therapeutische Maßnahmen zur Wirkung im NetzwerkMensch

I. Stoffe:

Das Arbeiten mit Verwertungsstörungspunkten reduziert die Gabe vieler einzelner Stoffe.

Benutzt werden für die Symbioselenkung, für die mitochondrale Therapie und für die Entgiftung Kompositionen natürlicher Rohstoffe mit optimalen Synergieeffekten (Phytotherapeutika) zusammen mit homöopathischen Komplexmittel als spezifische Lymphmittel. Sowohl bei der Therapie des Darms als auch bei der Entgiftung und bei der Behandlung von Entzündungen ist die Förderung des Lymphabflusses wichtig.

II. Bioresonanz

„Bioresonanz ist eine biophysikalische Test- und Therapiemethode. Sie gehört wie die Akupunktur oder die Homöopathie in den Bereich der Komplementärmedizin und ist eine sinnvolle Ergänzung zur Schulmedizin."[43]

Die Bioresonanz wurde 1977 durch Dr. med. Franz Morel und dem Ingenieur E. Rasche als Mora -Therapie eingeführt. Inzwischen gibt es viele Hersteller von Geräten für Bioresonanztherapie, die beträchtliche Abweichungen in Konzeption und Handhabung aufweisen.

Hier ist die Rede von der BICOM-Bioresonanz-Methode, von der es heute ca. 17.000 BICOM-Geräte in ca. 90 Länder gibt. Dieses Verfahren arbeitet mit elektromagnetischen Schwingungen. Harmonische Schwingungen entsprechen physiologischen Schwingungen, die von gesund funktionierenden Organen abgestrahlt werden. Disharmonische Schwingungen entsprechen pathogenen-pathologischen Schwingungen. Physiologische (harmonische) und pathologische(Disharmonische) Schwingungen werden mit Hilfe eines Separators im Bicom-Gerät voneinander getrennt.

---

[43] Zitat der Webseite www.regumed.de

Therapeutische Impulse können den Körper nur dann optimal zum Schwingen bringen, wenn sie seine Eigenfrequenz treffen. Das ist die Voraussetzung für das Zustandekommen einer Resonanz der Frequenzmuster mit dem Organismus. Die Therapiefrequenz muss genau passen, um gezielt und ohne Nebenwirkungen zu wirken. Patient und Gerät bilden während der Bicom-Therapie einen kybernetischen Regelkreis.[44]

NM-Kommentar: Die Bioresonanz arbeitet mit und durch das EMF. Narben, Geopathie, Verwertungsstörungen sind Störungen des EMF. Deshalb ist genau für diese Störungen die adäquate Therapie eine Therapie über und mit dem EMF. Hier bietet sich z.B. die Bioresonanz an, die auch zur Unterstützung von Symbioselenkung und Entgiftung Anwendung findet.

„Stellen Sie sich den Körper als eine Sinfonie vor. Jede Zelle hat darin ihren eigenen Ton, ihr eigenes Instrument. Ist man krank, ist die Musik schräg, schrill und irgendwie daneben."[45]

III. Vom Umgang mit mir Selbst: Eigenverantwortung (Ernährung, Bewegung, Einstellung).

Ernährung: Hierbei ist es wichtig die diagnostizierten Nahrungsmittelunverträglichkeiten einzuhalten; Wichtig ist eine gemischte, undogmatische Kost und einfache Anleitungen: wir versuchen uns auf das wichtigste unverträgliche Nahrungsmittel zu beschränken.

Bewegung sollte soweit es geht in den Alltag integriert werden: viele Wege z.B. mit dem Fahrrad.

Einstellung: Durch Eigenbeobachtung und innerer Ruhe gelingt der Umgang mit den eigenen Gefühlen. Ziel ist die Harmonie von Körper und Geist (innerer Frieden)

Körperarbeit – Feldenkrais, Yoga etc. Hier ist ein eigenes individuelles, selbst zusammen-gestelltes Programm, so kurz es auch ist, wichtig, das regelmäßig in den Alltag integriert durchgeführt wird.

---

[44] Will, D. R. (2001); Bioresonanztherapie, Mit körper- und substanzeigenen Schwingungen heilen; Jopp Verlag; Zürich

[45] Schriftstellerin Christa Schzyboll

IV. Vom Umgang mit Anderen:

Für den Therapeuten ist bei der Behandlung, der Begleitung des sich selbst Behandelnden, das Mitgefühl wichtig. Dabei ist die Abgrenzung zu Mitleid wichtig.

Empathie

Jemand, der sich seiner eigenen körpersprachlichen Signale nicht bewusst werden kann, wird die Signale anderer nie sehr exakt registrieren können. Dazu gehört die Eigenbeobachtung.

Je mehr Einfühlungsvermögen ein Mensch in die eigene Gefühlswelt hat, desto mehr Einfühlungsvermögen wird er auch für andere Menschen entwickeln können.[46]

Bei der **Anamnese** sollte die NM-Physiologie herausgehört werden.

Symptome sind Signale des Körpers. Werden sie als solche aufgefasst sind Behandlungen, die sich nur auf Krankheitsnamen (Diagnosen) beziehen, vermeidbar. Die adäquate Frage lautet: Welche Bedeutung, welchen Sinn hat das Symptom? Daher findet eine Datenerfassung nebst Mustererkennung bei jeder Untersuchung und Behandlung des individuellen „Universums" des Patienten statt. Es geht darum, die Fülle von Informationen, Symptomen, Signalen, die das ganzheitliche Bild des gesundheitlichen Zustandes des Patienten abbilden, zu behandeln.

Demnach geht es um das Ausschalten oder Vermindern von Störfaktoren der körpereigenen Selbstregulationsfähigkeit: Narben, Zahnstörfelder, Gifte, Dysbiosen,

Welche Störungen behindern die Selbstregulation?

Hierbei achten wir auf z. B. Muskelschwächen (typische Bewegungen und Muster für entsprechende Muskeln und Muskelgruppen), Meridianverlauf („Meridianitis"), Herde („die ganze Seite ist betroffen"). Ziel der Behandlung ist die Wiederherstellung der körpereigenen Selbstregulationsfähigkeit

---

[46] Birkenbihl, V.F. (2019); Signale des Körpers-Körpersprache verstehen; mvgverlag , München

E. Die systemische Arbeit – 6 Patientenbeispiele und ein Interview Gesamtbehandlung

I. Schulter-Schmerz

Anamnese: Die 55-jährige Frau hat seit gut sechs Monaten Schmerzen in der linken Schulter mit Ausstrahlung in den linken Arm. Es bestehen Schmerzen beim seitlichen Abspreizen des linken Arms. Das Öffnen und Schließen des BHs ist bei eingeschränktem Schürzengriff nicht möglich. Vom vorbehandelnden Orthopäden wurde Physiotherapie verordnet. Geplante Therapie: Stoßwelle; die Kostenübernahme zur OP liegt bereits vor.

Diagnose: Subakromiales Impingement bei Kalkschulter (Rö-Bild).

Zur Diagnose Subakromiales Impingement: Diese Diagnose beschreibt ein Problem des Raumes unterhalb des knöchernen Schulterdaches durch Raumforderungen wie zum Beispiel bei Arthrose des Schultereckgelenks (AC-Gelenkarthrose) mit in den unterhalb des knöchernen Schulterdaches (subakromialen Raum) ragenden Knochenneubildungen (Osteophyten) oder direkt mit Verkalkungen der Schultersehen (Rotatoren-Manschette). Zu diesen Aspekten gehört immer zusätzlich und/oder alleine ein Hochstand des Oberarmkopfes (Humeruskopf-Hochstand) bei nicht angesteuerten (depressorischen) Muskeln, die den Humeruskopf herunter ziehen. Der Hochstand des Oberarmkopfes führt zu einer relativen Enge unterhalb des Schulterdaches (subakriomalen Enge). Depressorisch auf den Oberarm wirken in erster Linie M. Bizeps brachii und M. latissimus dorsi.

Bei der **Untersuchung** der Patientin mit Muskeltest sind sowohl der mit dem Magenregelkreis assoziierte M. Bizeps brachii als auch der Milz-Pankreas-assoziierte M. Latissimus dorsi jeweils links nicht angesteuert und stehen deshalb nicht für das Senken des Humerus-Kopfes zur Verfügung. Insbesondere im Regelkreis Magen sind weitere Muskeln nicht angesteuert, die für HWS-, Schulterblatt-, Schulter- und Ellenbogen-Stabilität notwendig sind. Dem Milz-Pankreas-Regelkreis sind auch der Selen- und der Zinkmangel sowie eine Störung des Zahnes Regio 27 zugeordnet. Siehe Abb. 11a (Magen-Regelkreis) und 11b (Milz-Pankreas-Regelkreis).

Ganzheitliche Diagnose: Instabilität von HWS, Schulterblatt, Schulter und Ellenbogen mit relativer Enge des subakromialen Raumes bei Humeruskopf-Hochstand bedingt durch Selen- und Zinkmangel sowie durch ein Störfeld Regio 27.

Anmerkung: der Selen- und Zinkmangel wird auf der Gegenseite gut kompensiert. Beschwerden treten aber auf der linken Seite durch die Überlagerung von Mineralienmangel mit einem Störfeld am Zahn auf.

Therapie: Neuraltherapie der Regio 27, Behandlung des Selen-/Zinkmangels, Akupunktur, Manual-Therapie, Bioresonanz.

Ergebnis: Beschwerdefreiheit für den Alltag und für Belastungen im Freizeitsport innerhalb von drei Wochen.

II. Tennisellenbogen

Vera K. konnte ihre Beschwerden zunächst nicht richtig einordnen. Hinter ihrem „Tennisellbogen" vermutete sie weder Selenmangel noch eine elektromagnetische Störung durch ihre Weisheitszahnnarbe.

Vorgeschichte: Außer den typischen Schmerzen am rechten Ellbogen mit typischem klinischem Befund (Druckschmerz am Ellbogen und Zunahme der Schmerzen beim Zugreifen), verspürte die Patientin beim Hochhalten des rechten Armes ein „Brennen". Außerdem hatte sie das Gefühl, „als würde ihre Batterie leer laufen".

Diagnose und Therapie: Außer einem Co-Enzym-Q10- und Selen-Mangel konnten drei Narben mit Beziehung zu den entsprechenden Muskeln am rechten Arm gefunden werden, unter anderem ein Zahn rechts unten mit Bezug zu den Muskeln des Regelkreises der Lunge am rechten Arm, der im kinesiologischen Test außer auf die Narbe auch auf eine Entzündung der Zahnwurzel und des Unterkiefers hinwies. Zwei Stoffwechselmangelzustände und drei Narbenstörungen überschnitten sich am rechten Arm, konnten jedoch gezielt und nachhaltig durch die Zufuhr von Selen und Q10 sowie durch Behandlung der Narbenstörungen therapiert werden.

Was die Beseitigung von Selen-, D3- und Q10- Mangel bewirken können, ist eine kleine Sensation, die es lohnt, genauer zu betrachten.

III. Migräne und Kopfschmerzen

Vorgeschichte: Die Patientin (Anna D., 39 Jahre) hat etwa zweimal pro Monat Kopfschmerzen, die mit Eisprung und Regelblutung sowie „Stress" verbunden sind. Vor der Geburt ihres zweiten Kindes hatte sie so gut wie nie Kopf-, dafür umso stärkere Unterleibsschmerzen.

Diagnose: Auffällige Meridiane bei der Untersuchung sind die Meridiane des Gallenblasen- und des ‚Kreislauf-Sex-Perikard'-Regelkreises („Gallenblasen-Kopfschmerz" und Hormonregulation). Zusätzlich besteht eine Histaminproblematik mit Nahrungsmittelunverträglichkeit gegen Gluten. Mehrere Narbenstörungen belasten zusätzlich das Gesamtsystem. Eine weitere Belastung stellt eine Darmdysbiose dar. Im Rahmen der Prüfung der „Grundregulation" (siehe Erklärung im Kapitel 2.6. S.) wurde Mangel von Selen, Vitamin D3 und B12 festgestellt.

Therapie: Zuallererst streben wir einen Ausgleich der Grundregulation an. Der nächste Behandlungsschritt ist die Akupunktur mit einer Akupunkturnadel, die sowohl Gallenblasen- als auch Kreislauf-Sex-Perikard- und Dünndarm-Regelkreis normalisiert. Die Akupunktur erfolgt am rechten Fuß an einem „antiken Punkt" (Blase 66) als einem der Superknoten der Akupunktur, der es ermöglicht, mit einem winzigen Impuls eine starke Wirkung zu erreichen. Zusätzlich therapierte ich die Software mit Neurologischer Integration (NIS) im Sinne einer Verbesserung der Regulation für Histamin und für interstitielle Flüssigkeit (Verteilung der Flüssigkeiten in verschiedenen Abteilungen). Zum Abschluss wurde eine Chirotherapie durchgeführt. Neben der Verordnung von Selen, D3 und B12 sowie Mitteln zur Verbesserung der Darmsituation wurden in weiteren Therapieschritten in den folgenden Wochen zunächst Narben und Darmdysbiose mit Bioresonanz behandelt. Diese Therapieschritte senken über die Reduzierung der Gesamtbelastung (synergistisch) den Histamin-Spiegel.

Die Beispiele der „Superknoten" zeigen, wie verknüpft die verschiedenen Schaltstellen in unserem BodyWideWeb (BWW) sind. Dazu gehören auch die Meridiane. Auch im vernetzten Meridiansystem gibt es diese Superknoten, wie wir an obigem Beispiel gesehen haben.

IV. Schwere Depressionen mit Angst- und Panikstörungen

Vincent M., 41 Jahre

Vorgeschichte: Vincent M.s Leiden begann ungefähr zehn Monate vor dem ersten Besuch in meiner Praxis. In dieser Zeit unterzog er sich mehrfach voll- und teilstationärer Behandlungen sowie einer Kur, begleitet von einer medikamentösen Therapie mit einem Antidepressivum (45 mg Remergil). Sämtliche Versuche, das Medikament abzusetzen, schlugen fehl. Hinzu kamen erhöhte Leberwerte als unerwünschte Nebenwirkung des Antidepressivums. Vincent M. kam an einen Punkt, an dem er wegen seiner Angst und Panik nicht mehr allein, sondern nur noch in Begleitung Auto fuhr. Die erste Episode dieser Panikstörung berichtete Vincent M. folgendermaßen: „Plötzlich traten Sehstörungen auf. Alles fiel schwerer. Ich hatte Angst vor Menschen."

Diagnose und Therapie: Bei der ersten Untersuchung wurde Selen-, D3-, Q10-, Tryptophan- und B-Vitamine-Mangel festgestellt. Außerdem fanden wir eine Nahrungsmittelunverträglichkeit gegen Fructose sowie eine Unverträglichkeit des Antidepressivums heraus und stellten darüber hinaus fest, dass sich zwölf Amalgamfüllungen in den Zähnen befanden. Die ersten Therapiemaßnahmen betrafen demnach auf der Stoffwechselebene das Auffüllen der Mangelzustände und auf der elektromagnetischen Ebene die Ausleitung des Medikaments und des Amalgams. Schon nach drei bis vier Wochen kam es zwischendurch zu Zuständen, die Vincent M. folgendermaßen beschrieb: „Es ist so, wie es früher einmal war, bevor die Ängste und Depressionen losgingen." Darüber hinaus fand eine regelmäßige Therapie der „Software" mit der „Neurologischen Integration" statt (NIS). Eine Laboranalyse bestätigte den Verdacht auf eine Quecksilber-Allergie („LTT-Test"). Sobald es dem Patienten besser ging, steigerte er seine Belastung sofort dramatisch, so dass immer wieder Rückfälle auftraten, zum Beispiel einmal auch durch zusätzliches Essen von getrockneten Aprikosen in größerer Menge (Trockenobst enthält sehr viel Fructose.) Sein Verhalten wurde im Sinne einer Ordnungstherapie (Tipps für die bessere Strukturierung des Alltags) besprochen. Die Überlastungssituationen durch inneren und äußeren Stress wurden immer wieder als Probleme des Magens wahrgenommen - diese Situationen „schlugen dem Patienten auf den Magen." Es erfolgten daraufhin mehrfache Akupunktur-Behandlungen des Magenmeridians. Ein deutlich positiver Effekt stellte sich unter anderem nach der Gabe von hochdosiertem Vitamin D3 ein. Zwischendurch erlitt Vincent M. Rückfälle, weil er eine B12- und D3-Pause einlegte. „Ich dachte, es geht auch so alles gut", erklärte er später.

Neben der regelmäßigen Gabe mit Radikalfänger-Infusionen wurde kontinuierlich die Dosierung des Antidepressivums reduziert. Nach der Sanierung der Zähne (Entfernung der 12 Amalgamfüllungen) wurde mit Chelat-DMPS-DTPA-Infusionen die stärkere Ausleitung durchgeführt. Nach etwa einem halben Jahr war das Antidepressivum von 75 mg auf 15mg und damit die Nebenwirkungsrate reduziert. Nach einem dreiviertel Jahr, dreizehn Protokollinfusionen, mehreren Ausleitungen mit DMPS-DTPA-DMSA-Entgiftungsmitteln und EDTA-Zäpfchen wurde eine stabile Situation erreicht. Heute kann Vincent M. wieder „aufrechter durch die Stadt gehen" und „den Leuten wieder in die Augen schauen". Auch mit Belastungssituationen, die er bereits im Vorfeld besser wahrnehmen kann, kann Vincent M. mittlerweile gut umgehen. Das Antidepressivum konnte nun auf 7,5mg reduziert werden.

Das Beispiel von Vincent M. beleuchtet nicht nur in eindrucksvoller Weise die psychische Problematik samt Angstzuständen als eine indirekte Folge von Vergiftung unter anderem durch Schwermetalle und als Folge einer Nahrungsmittelunverträglichkeit: Fruktose konkurriert im Stoffwechsel mit Tryptophan, das für den internen Serotonin- und Melatonin-Stoffwechsel wichtig ist. Auch macht dieser Fall deutlich, wie sich eine an sich schon verbesserte Situation durch das Weglassen von Vitamin D3 rapide verschlechtern kann, aber auch innerhalb kurzer Zeit über den Superknoten im Stoffwechsel (Sonnenhormon D3) wieder stabilisieren lässt. Neben D3-Knappheit kann auch ein Mangel auf den Superknoten Selen und Q 10 mitverantwortlich für verschiedene Störungen sein. Im Zusammenhang mit biochemischen, elektromagnetischen oder mentalen Vorgängen scheint ein physisches Problem für den Patienten auf den ersten Blick nicht unbedingt vorzuliegen.

V. Patient mit „Lahmen Flügel"

Der 34-jährige gut trainierte Patient mit muskulösem Körperbau hatte nach einem Zahnarztbesuch Ende 2016, bei dem er eine Füllung der Regio 16 erhielt, starke Schmerzen der Halswirbelsäule rechtseitig mit Ausstrahlung in den rechten Arm, sowie Kribbelparästhesien verspürt. Der Patient hat das

Gefühl, dass die Muskulatur am rechten Schulterblatt nicht mehr richtig arbeitet. Er stellte sich in meiner Praxis nach Konsultation bei einem Orthopäden, zwei Physiotherapiepraxen sowie einem Zahnarzt vor. Es bestand ein deutliches Defizit beim Heben des Armes über den Kopf rechts. Bei der Hebung des Arms über den Kopf, nahm das rechte Schulterblatt eine starke Fehlstellung ein, indem es sich stark vom Brustkorb abhob.

Befund bei der **ersten Konsultation:** die Grundregulation ist durch einen Selenmangel gestört. Weiterhin liegen funktioneller Magnesium-, Calcium- und Schilddrüsenhormonmangel bei Verwertungsstörung vor. Im Bereich der rechten Schulter und des rechten Schulterblattes sind neun Muskeln nicht angesteuert.

Die Zähne 15 und 45 testen auffällig: in der Testung mit Applied Kinesiology testen beide Zähne mit Procain, Kieferostitis und akuter Pulpitis D12 und haben eine Beziehung zu den nicht angesteuerten Muskeln der rechten Schulter und des rechten Schulterblattes.

Therapie während der ersten Konsultation: Neuraltherapie der Zähne 15 und 45, Ein-Nadel-Akupunktur, neurologische Integration der Verwertungsstörungen und Manipulation am Kranio-Sakralen-System.

Weitere Behandlung mit Bioresonanz. Im weiteren Verlauf weiterhin Anwendung mit den gleichen Therapien, wobei zwischendurch einmalig der Zahn 47 auffällig war.

Insgesamt wurden sieben Bioresonanz-Behandlungen durchgeführt.
Beim vierten Konsultationstermin testet der Zahn 15 weiter mit chronischer Pulpitis D 12.

Zwischendurch, während einer kurzen Phase, berichtete der Patient über eine völlige Beschwerdefreiheit. Insgesamt waren die Beschwerden nur noch gering. Es bestanden keine Schmerzen mehr. Es war eine geringe Differenz beim Heben des rechten Arms über den Kopf feststellbar, ohne Fehlstellung des rechten Schulterblatts.

Zusammenfassende Beurteilung: Bei dem Patienten lagen verschiedene Störungen im Bereich des ‚Feinstofflichen' (EMF) an drei Zähnen auf der rechten Seite(1. + 4. Quadrant) vor (Störfelder stören das elektromagnetischen Feldes des Körpers und beeinflussen die Ansteuerung der zugeordneten Muskeln). Zusätzlich lagen Mineralien- und SD-Hormonmangel vor. Die

Gesamtheit der Störungen ist durch die Manipulation am 16er Zahn dekompensiert und führte dann zu Beschwerden.

VI. Ischias – Bandscheibenvorfall

Anamnese: Die 68-jährige Frau klagt über Schmerzen des unteren Rückens mit Ausstrahlung in beide Beine. Die Beschwerden, die kommen und gehen, treten am stärksten nachts auf. Die Patientin fährt gerne Fahrrad, wandert und macht regelmäßig Yoga. Seit der Kindheit ist der Magen-Darm-Trakt „empfindlich" mit Bauchschmerzen und Blähungen.

Diagnostik: Die Grundregulation ist durch einen Selenmangel gestört. Hauptproblem ist der Dünndarm-Regelkreis (TL des Endpunktes des Dünndarm-Meridians am Kleinfinger außen). Die Muskeln des MDT testen dysreaktiv und geben den Beinen, dem Becken und der unteren LWS keine ausgeglichene muskuläre Führung. Eine zusätzlich Instabilität resultiert von der dysreaktiven nieren-assoziierten Muskulatur (u.a. Ileopsoas beidseits: Becken, LWS und Oberschenkel). Als Ursache stellt sich eine Dysbiose kombiniert mit einer Gluten-Nahrungsmittelunverträglichkeit dar. Diese ist kombiniert mit Magnesium-, Vitamin K2 und einem Selen-Mangel. Die Gangunsicherheit durch die dysreaktive, nicht angesteuerte Darmmuskulatur fördert eine unbewusste Angst, die sich somatisch als „Nierenschwäche" mit nicht angesteuerten Ilieopsoas-Muskeln beidseits zeigt.

Therapie: Akupunktur, NIS, Manipulation des CSS im Rahmen der ersten Behandlung und für eine nachhaltige Therapie Bioresonanz und pflanzliche Medikamente für die Symbioselenkung.

Interview Ute H. bezüglich Rückenschmerzen

Interview geführt: 15.8.2017

In Ihrem persönlichen Umfeld haben Sie nah erlebt, wie die Schulmedizin an ihre Grenzen stieß und die Komplementärmedizin Ihnen helfen konnte. Was war geschehen?

Schon vor meinem eigenen schweren Bandscheibenvorfall letzten Jahres habe ich innerhalb meiner Familie positive Erfahrungen gemacht. Aber als ich kaum mehr gehen konnte und irrsinnige Schmerzen hatte, wurde ich von der „klassischen Schulmedizin" im Stich gelassen.

Als gesetzlich Krankenversicherte bin ich zunächst ganz normal zu einem Orthopäden gegangen, der mir sofort einen Bandscheibenvorfall bestätigte und Schmerzmittel verschrieb. Das war zunächst gut, denn ich hatte wirklich furchtbare Schmerzen. Zudem wurde ich geröntgt. Die Untersuchung des Arztes durch das Abtasten meines Rückens dauerte nicht länger als zwei Sekunden. Ich konnte so gut wie nicht laufen, glücklicherweise war mein Sohn gerade zu Hause, der mir helfen konnte, sonst wäre ich völlig hilflos gewesen. Die herkömmliche Behandlung mit Schmerzmitteln, Ausruhen und „Abwarten" half mir einfach nicht. Auch wollte ich keine lange Kur machen. Ich liebe es, mich zu bewegen, ich wollte meinen Sport ausüben und einfach wieder gesund werden!

So ging ich auf eigene Kosten zu einem Arzt, der neben klassisch orthopädischen Methoden auch Alternativheilbehandlungen anbot und diese teilweise kombinierte. Er hat sich ausführlich mit mir unterhalten, sich eine Stunde für mich Zeit genommen und mit einer umfassenden Behandlung begonnen. Dazu gehörte gezielte Schmerztherapie, Akupunktur am Rücken und eine Analyse mithilfe der sogenannten „Applied Kinesiologie", abgekürzt AK. Dabei wurden diverse Vitaminmängel und eine Unverträglichkeit festgestellt, was ich überhaupt nicht wusste. Zudem half mir die AK-Behandlung so gut, dass ich nach fünf Wochen wieder ins Büro humpeln konnte. In dieser Zeit besuchte ich den Arzt wöchentlich.

Das nette Angebot meiner gesetzlichen Krankenversicherung, eine mindestens vierwöchige Kur zu machen, habe ich abgelehnt. Aber eine Kostenbeteiligung an der privatärztlichen Behandlung hat die Kasse verweigert, obwohl das sicher preiswerter als eine Kur gewesen wäre.

Resultat: Die fachärztliche Behandlung hat mir außer Schmerzmitteln nichts gebracht, wirklich nichts. Ich denke, dass ich heute immer noch starke Rückenschmerzen hätte, ständig krankgeschrieben wäre und meinen geliebten Sport an den Nagel hängen könnte. Die Behandlung im Bereich der Komplementärmedizin hat mir einfach gut, sofort und nachhaltig geholfen.

Mein Sohn hat im Übrigen mit anderen Beschwerden gleich-gute Erfahrungen gemacht.

Von welchen Therapiemethoden sind Sie überzeugt? Was hat Ihnen geholfen, das die Schulmedizin nicht leisten konnte?

Wovon ich wirklich begeistert bin, ist die Applied Kinesiologie. Zwar entwickelt in den USA, befinden sich aber die größte Gruppe an Therapeuten in Deutschland. Dabei testet der Arzt anhand von Bewegungs- und Muskeltests, was im Körper nicht funktioniert und kann gezielt behandeln. Wenn mittlerweile mit meinem Körper etwas nicht stimmt, reicht häufig eine Sitzung, um wieder fit zu sein. Besser und einfacher geht es nicht. Zumal diese Therapie – und das finde ich faszinierend – im Normalfall ohne Hilfsmittel auskommt und sie komplett natürlich ist. Durch das Wiederherstellen werden auch die Selbstheilungskräfte angeregt. Das ist genial! Mein Arzt ist außerdem ein Fan von Bioresonanztherapie. Die tut mir auch gut, aber am meisten merke ich die Besserung nach der AK-Behandlung. Auch wenn ich nicht immer genau verstehe, wie dies alles funktioniert: Man kann in der Welt nicht immer alles erklären und wir sind auch nicht allwissend.

Andere Faktoren, die denke ich noch eine wichtige Rolle bei der natürlichen Genesung spielen, sind gesunde Ernährung (ich bin Vegetarierin), Bewegung (ich liebe Yoga und Fahrrad fahren) und meiner Meinung nach auch Meditation, beziehungsweise die Beruhigung des Geistes. Der Dalai Lama sagt ja, dass dies ein Geschenk an die Menschheit sei. Ich bin so glücklich, dass ich es nach langem Training geschafft habe, mir mehr Ruhe im Kopf zu schaffen. Das wird völlig unterschätzt und gibt mir Kraft, meinen beruflichen und privaten Aufgaben nachzukommen.

Würden Sie sagen, dass man sich bei allen Krankheiten ausschließlich mit Naturheilkunde oder alternativen Heilmethoden behandeln lassen sollte?

Nein, sicher nicht. Gerade im Bereich der Chirurgie ist doch die westliche Medizin sehr gut aufgestellt, sogar führend in der Welt. Deshalb würde ich mir ein gesundes Miteinander der verschiedenen Therapieansätze wünschen, zumal jeder Mensch ja ganz unterschiedlich auf Behandlungen anspricht.

In meinem konkreten Fall habe ich der Krankenkasse viele Kosten erspart. Da wäre es schön gewesen, dass sie sich an den Kosten beteiligt hätte, die ich aus eigener Tasche bezahlt habe. Das wäre angebracht, blieb aber leider aus, zumal sich mein Gesundheitszustand nachweislich verbesserte! Auch für den Arbeitgeber ist es ja von Vorteil, dass der Arbeitnehmer schneller genest und nicht lange Kurzeiten in Anspruch nehmen muss. Warum sagt man da als Krankenkasse nicht: „Gut, wenn der Patient das möchte, übernehmen wir diese Kosten und verzichten dafür auf die Kur!"? *Warum wird dem Patienten nicht die Wahl für seinen ganz individuellen Weg gelassen?* Das müsste sich meiner Meinung nach generell ändern, denn so können sich derzeit nur die Menschen alternative Therapien erlauben, die in der Lage sind, die anfallenden Kosten selbst zu tragen. Mittlerweile kann ich mich wieder völlig schmerzfrei bewegen, mache Yoga dreimal die Woche, ich laufe, fahre Fahrrad und bin sehr froh, diesen Weg gegangen zu sein, ohne Operation und lange Krankheitsausfälle. Ich möchte jeden ermutigen, selbst für sich Verantwortung zu übernehmen, nicht immer gleich auf die erste Meinung zu setzen und den Weg zu finden, der wirklich und nachhaltig zu einem passt!

Ute H. (Journalistin und Redakteurin)

Aus der Sicht des Behandlers:

Im durchgeführten Kernspin (MRT)der Wirbelsäule konnte keinerlei Anhalt für eine Läsion oder einen Bandscheibenvorfall festgestellt werden - der Befund war unauffällig und als ein Normbefund anzusehen. In der gesamten konventionellen Diagnostik fand sich keinerlei Erklärung für die von der Patientin beschriebenen Beschwerden.

Die Fortführung der konventionellen Medizin hatte die Patientin in eine falsche Richtung geführt und in keiner Weise geholfen. Durch die ganzheitliche Herangehensweise wurde der Patientin und dem Therapeuten relativ schnell klar, dass es sich um ein mentales Problem handelte, das dann zielgerichtet behandelt wurde.

Tatsächlich spielten die festgestellten Vitaminmängel und eine Nahrungsmittelunverträglichkeit eine Grundlage für die Beschwerden. Aus meiner Sicht hatte sich hier ein Konflikt im Geist seinen Weg von den Gedanken und Gefühlen zum Körper gebahnt und koppelte im Unbewussten mit dem Körper. Die entscheidende Diagnose war „ein Klotz am Bein". Erst als der Prozess der Bewusstmachung einsetzte und diese langsam Klarheit und eine Entkopplung von dem "Klotz am Bein" ermöglichte, gab es deutlichere Zeichen der Linderung und ein Umschwenken hin zu einer normalen Lebensqualität.

Dies zeigt, wie relativ schnell und zielführend die ganzheitliche Arbeit im NetzwerkMensch ist.

Wie diese Situation für die Patientin bei „normalen" (konventionellen) Maßnahmen enden kann, ist durch Berichte vieler Patienten, die erst zu einem viel späteren Zeitpunkt die konventionelle Schiene verlassen, bekannt.

F. Der Weg von der konventionellen zur ganzheitlichen Arbeitsweise in der Medizin

Einfach Komplex

Nun haben wir uns gemeinsam einen kleinen praktischen Einblick in die **Komplexität** unserer Körper erarbeitet. Die Zusammenstellung dieses Einblicks war erheblich schwieriger, als zunächst vorgestellt; und ist auch nicht vollständig. Es geht mir darum, Informationen zur Verfügung zu stellen, die eine Begleitung hilfesuchender Menschen erleichtern. Die Komplexität von Lebewesen und speziell des Menschen ist so groß, dass sie für uns Menschen nicht (er-) fassbar, nicht beschreibbar ist. In dieser enormen Komplexität findet eine unermessliche **Kommunikation** zwischen den einzelnen Teilen der Ganzheit des Systems statt. Wie können diese Strukturen mit Hilfe dieser Kommunikation miteinander in **Funktion** treten? Wären diese Mechanismen kompliziert, dann würde die Gefahr von Fehlfunktion sehr groß und die Zuverlässigkeit der Funktionen sehr gering sein. Nein, die Kommunikation in diesem komplexen Leben muss nach **einfachen Regeln** organisiert sein- mit einer **Selbstorganisation** als Grundlage für die Selbstregulation solcher Systeme.

Von 100 % konventionell hat der Anteil naturheilkundlicher Aspekte in meiner Arbeit kontinuierlich zugenommen. Nun ist meine Behandlung und Therapie zu annähernd 90 % naturheilkundlich und insgesamt durch die zusätzliche Anwendung meiner früheren Kenntnisse und Erfahrungen 100 % ganzheitlich.

Von einer komplementären, im Sinne einer zusätzlichen Sicht, kann man nicht mehr sprechen. Wie in meinem Buch „NetzwerkMensch" beschrieben, brauchen wir für eine Weiterentwicklung und einen Fortschritt in der Medizin eine Erweiterung der Physiologie. Wie ist so eine erweiterte ganzheitliche Sicht zu erreichen?

Hier sehe ich verschiedene Wege zur **Ganzheitlichkeit**, die im quantenphysikalischen Sinn komplementär anzuwenden sind:

- Alle Systeme des Körpers brauchen zur Energiegewinnung **Mitochondrien**. Dadurch ist die mitochondrale Sicht ein guter Einstieg für eine ganzheitliche Sichtweise

- In der **TCM** werden mit dem **Meridiansystem Regelkreise** beschrieben. Mit Hilfe dieser Regelkreise werden Verbindungen im Körper aufgezeigt, welche in der konventionellen Medizin nicht existent sind. Diese Sichtweise ist ein weiteres Beispiel, um eine Ganzheitlichkeit in der Medizin zu etablieren.

- Mitochondrien mit dem stärksten EMF auf zellulärer Ebene und das Meridiansystem der TCM, das auf Organebene die einzelnen Teile des Körpers miteinander über das EMF verbindet, bilden die Grundlage für die Funktion der Ganzheit des Systems im NetzwerkMensch. Hinter beiden Sichtweisen wirkt das **EMF** mit seinen Frequenzen und Interferenzen. Auf dieses EMF des Körpers habe ich in dem Buch „NetzwerkMensch" hingewiesen.

- Dadurch ist diese Entwicklung nicht nur ganzheitlich sondern auch wissenschaftlich fundiert, und zwar mit den **modernen Wissenschaften** von heute: Fraktale und mathematische Chaostheorie mit Attraktoren, die letztlich auf Fourier und Poincarre zurückgehen; der modernen Elektrochemie und der modernen Physik, der Quantenphysik, der Quanten-Elektrodynamik.

- Die **Quantenphysik** ist sowohl eine Physik der Ganzheitlichkeit, der Verbundenheit, der Elektronen und Photonen als auch eine Physik des EMF. Somit sind Kybernetik, Netzwerkwissenschaft aber auch die moderne mitochondrale Medizin (Die Medizin der Elektronen-transport-kette/ETC/inneren Atmung) Anwendungen dieser modernen Physik.

- Physiker sagen uns, dass das Universum nur von vier fundamentalen Kräften kontrolliert wird. Schwerkraft und Elektromagnetismus wirken auf einer Skala, die wir leicht erkennen können, während die starken und schwachen Kernkräfte auf subatomarer Ebene wirken, um Atome im Mikrokosmos zu verbinden oder auseinanderzubrechen.

- Die Schwerkraft wirkt hauptsächlich im Makrokosmos zwischen Planeten, starke und schwache Kräfte wirken im subatomaren Bereich.

- Der „mittlere Bereich", der Bereich der Lebewesen und deren direkter Umwelt ist der Kosmos, in dem das EMF wirkt.

- Das EMF im Körper verbindet alle Strukturen im Lebewesen und bietet damit eine **solide wissenschaftliche Grundlage der ganzheitlichen Physiologie für die Entwicklung zur zukünftigen Medizin**.

Die Arbeit im und mit dem EMF ist eine Arbeit mit der Steuerungsebene des Körpers. Hier gibt es die Chance mit geringen therapeutischen Impulsen über das EMF, große Veränderungen zur Besserung der Funktionen zu erzielen. Dies gelingt unter anderem auch, weil wir Superknoten im System (in der Akupunktur, im Stoffwechsel, in der neurologischen Anatomie...) verwenden. Werden mehrere solche Impulse gegeben, so können diese synergistisch wirken und damit deutliche Entlastungen im System darstellen. Mit der NetzwerkMernsch-Praxis werden Impulse über die Meridiane kombiniert mit Impulsen im Feinstofflichen, in der „Software" und im strukturellen Kraniosakralen System. Durch die Vielzahl der Kombinationsmöglichkeiten resultiert eine individuelle Therapie. Sie folgt auf eine strukturierte Diagnostik.

Gerne gebe ich das (an-)gesammelte Wissen weiter. Durch Kurse, Hospitationen, Workshops, Webinare soll die Verbreitung des Verfahrens erfolgen. Denn hier gibt es eine Möglichkeit, Menschen auf ihrem Weg zur Gesundheit, zur Gesundung wirkungsvoll zu begleiten.

Literatur

Einstein A. (1931); Maxwell's influence on the development of the conception of physical reality, in *James Clerk Maxwell: A Commemorative Volume 1831-1931;* pp. 66-73. The Macmillan Company, New York,

Neffe, Jürgen (2005,7); Einstein, eine Biographie. S. 77. Rowohlt, Reinbek b. Hamburg

Hobson A. There are no Particles, there are only Fields. im American Journal of Physics2013 Deutsche digitale Erstausgabe Translated with permission from AM. J. Phys. 81, 211 (2013), Copyright 2013. The American Association of Physics Teachers.

Cymatics experiment tonoscope 432-440Hz unter https://www.youtube.com/watch?v=1zw0uWCNsyw&feature=player embedded

Video Shaolin: https://www.facebook.com/151955124848859/posts/2603364543041226/?sfnsn=mo

Fleck L. (1935); Entstehung und Entwicklung einer wissenschaftlichen Tatsache: Einführung in die Lehre vom Denkstil und Denkkollektiv (suhrkamp taschenbuch wissenschaft) Taschenbuch – 4. Mai 1980 von Thomas Schnelle (Herausgeber, Vorwort)

Penrose R. (2009); Computerdenken: Die Debatte um Künstliche Intelligenz, Bewusstsein und die Gesetze der Physik; Spektrum der Wissenschaft Verlagsgesellschaft mbH, Heidelberg

Penrose R. (1994); Schatten des Geistes. Wege zu einer neuen Physik des Bewusstseins. Spektrum Akademischer Verlag, Heidelberg

Al-Khalili J. / McFadden J. (2017/3); Der Quantenbeat des Lebens: Wie Quantenbiologie die Welt neu erklärt; Ullstein Buchverlage GmbH, Berlin

Hofstadte, DR (2011,13): Gödel, Escher, Bach. Ein Endloses Geflochtenes Band. S. 43; Klett- Cotta, Stuttgart

Popp F.-A. (1987); Biophotonen – neue Horizonte in der Medizin. S. 14, 66; Haug Verlag (Thieme), Stuttgart

Bischof M. (1998): Biophotonen, das Licht in unseren Zellen. S.114-115,128-129 Zweitausendeins, Frankfurt/M.

Beck T (2010): Applications of Mechanomyography for Examining Muscle Function, 117- 136. Editor Travis. W. Beck

Torick A (2012): Mechanische Oszillationen der Mm. Vastus lateralis et rectus femoris bei isometrischer Kontraktion. Eine mechanomyografische Analyse. Diplomarbeit an der Universität Potsdam

Schaefer L. / Bittmann F./Universität Potsdam, Dpt. Regulative Physiologie und Prävention. Biologische Regulationsmedizin Potsdam. Vortrag 9/2014 auf der DAEGAK-Tagung: 50 Jahre AK in Dresden. Muskuläre Synchronisationseffekte bei Interaktion zwischen zwei Personen

Gerz W. (2001): Lehrbuch der Applied Kinesiology in der naturheilkundlichen Praxis. S. 5; AKSE, München

Dürr H.-P. (2010); „Auch die Wissenschaft spricht nur in Gleichnissen" S. 83, 87; Herder Spektrum, Freiburg im Breisgau

Schorsch C. (1987): Die große Vernetzung, Wege zu einer ökologischen Philosophie. S. 55; Hermann Bauer Verlag, Freiburg

Küstenmacher, Haberer (2013/5); Gott 9.0, S. 310, 459; Gütersloher Verlagshaus

Beck T. (2010): Applications of Mechanomyography for Examining Muscle Function, S. 117- 136. Editor Travis. W. Beck

Bischof M. (2010): Salutogenese. Unterwegs zur Gesundheit. Neue Gesundheitskonzepte und die Entfaltung einer integrativen Medizin, S. 156; Drachen Verlag, Klein Jasedow

von Bergmann G. (1936): Funktionelle Pathologie. Eine klinische Sammlung von Ergebnissen und Anschauungen einer Arbeitsrichtung. Springer, Berlin/Heidelberg

Bischof M. (2004): Tachyonen, Orgonenergie, Skalarwellen. Feinstoffliche Felder zwischen Mythos und Wissenschaft. S. 226; AT Verlag, Aarau

Vester F. (1988,5): Neuland des Denkens. Vom technokratischen zum kybernetischen Zeitalter. S. 51-52; dtv, München

Oschman J. L.(2006): Energiemedizin, Konzepte und ihre wissenschaftliche Basis. S. 52; Urban& Fischer, München, Jena

http://www.netzwelt.de/software/betriebssystem.html

Schole J. /Lutz W. (2001): Regulationskrankheiten. Versuch einer fachübergreifenden Analyse. Verlag videel, Niebüll

Cohen D. (1999): An Introduction to Craniosacral Therapie: Anatomy, Function and Treatment. Thieme, Stuttgart

Burtscher / Eppler-Tschiedel/ Gerz / Suntinger(2001): AK-Meridiantherapie – AKMT; im AKSE-Verlage

Pollack P. (2001); Cells, Gels and the Engines of Life – A New, Unifying Approach to Cell Function; S.129, 283; Ebner and Sons Publisher, Seattle Washington

Garten, H. (2004). Lehrbuch Applied Kinesiology: Muskelfunktion-Dysfunktion-Therapie. München, Urban & Fischer, Elsevier

Garten, H. / Weiss, G. (2007). Systemische Störungen-Problemfälle lösen mit Applied Kinesiology. München, Urban & Fischer, Elsevier

Literaturquellen aus dem Internet:

https://harald-walach.de/methodenlehre-fuer-anfaenger/17-was-ist-eine-wissenschaftliche-tatsache-ein-kleines-fallbeispiel-der-masernprozess/

www.synergistickinesiology.com/wp/applied-kinesiology/nutrition-response-testing/

www.besdt.de/was-ist-eav/definition/

www.bicom.at/bicom/literatur/naehrstoffhaushalt-und-allergien/

www.neurolog.de

www.ak-seminare.com/irt#was

www.regumed.de

Weitere Literatur unter „Weiterführende Literatur" in NM Seite 233 oder auf Anfrage unter wolff@netzwerkmensch.net

Abbildungsverzeichnis

* **Das Zytoskelett**: Netzwerk der subzellulären Ebene. Hier sind Endothelzellen aus der Inneren Wand (Endothel) von Lungenarterien des Rindes unter dem Mikroskop abgebildet. Die Zellkerne sind mit DAPI blau markiert. Die Mikrotubuli des Zytoskeletts wurden über einen Antikörper grün markiert. Mit rot fluoreszierendem Phalloidin wurden die Aktinfilamente des Zytoskeletts markiert.